DE LA

SECTION DES NERFS CILIAIRES

ET

DU NERF OPTIQUE

PAR

Le Dr Paul REDARD,
Lauréat de l'Institut,
Interne en médecine et en chirurgie des hôpitaux de Paris,
Médaille de Bronze de l'Assistance publique (Internat 1878),
Lauréat (1869-1870) de l'École de médecine de Toulouse et de la Société des sciences de Lille (1872).
Chef de clinique ophthalmologique du Dr Abadie.

PARIS
LIBRAIRIE J.-B. BAILLIÈRE ET FILS
19, rue Hautefeuille, près le boulevard Saint-Germain

1879

DE LA

SECTION DES NERFS CILIAIRES

ET

DU NERF OPTIQUE

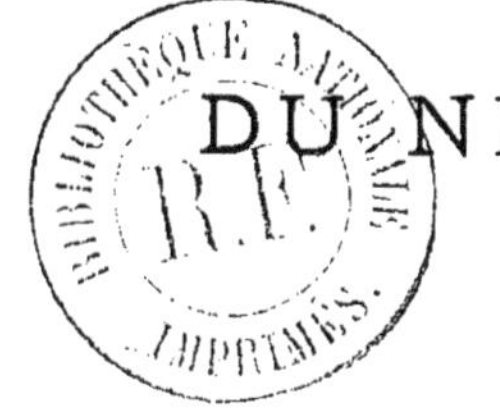

PAR

Le Dr Paul REDARD,

Lauréat de l'Institut,
Interne en médecine et en chirurgie des hôpitaux de Paris,
Médaille de Bronze de l'Assistance publique (Internat 1878),
Lauréat (1869-1870) de l'École de médecine de Toulouse et de la Société des sciences de Lille (1872).
Chef de clinique ophthalmologique du Dr Abadie.

PARIS
LIBRAIRIE J.-B. BAILLIÈRE ET FILS
19, rue Hautefeuille, près le boulevard Saint-Germain

1879

DE LA

SECTION DES NERFS CILIAIRES

ET DU

NERF OPTIQUE

INTRODUCTION.

Les opérations qui se pratiquent sur le segment postérieur de l'œil sont encore aujourd'hui peu nombreuses et peu connues.

Il nous a semblé utile d'étudier une d'entre-elles, la section du nerf optique et des nerfs ciliaires appelée, croyons-nous, à un grand avenir.

Pendant longtemps on a cru que les sections du nerf optique et des branches du trijumeau s'accompagnaient de la fonte de l'œil. Nous avons pour but de démontrer dans ce travail que ces névrotomies ne retentissent en aucune façon sur la nutrition du globe oculaire ; privé de ses nerfs, l'œil conserve sa forme et sa vitalité.

L'opération nouvelle que nous proposons est sans danger, elle présente de très-nombreuses indications, elle doit remplacer l'énucléation dans un grand nombre de cas, et *peut-être* dans tous les cas où cette dernière est encore pratiquée aujourd'hui.

Ce travail comprendra huit chapitres :

Nous consacrerons le premier chapitre à l'historique, et nous chercherons à établir, aussi équitablement que possible, la part qui revient à chacun dans la connaissance et les indications de cette opération.

Dans le deuxième chapitre nous exposerons l'anatomie de la région, dont la connaissance est indispensable au chirurgien qui désire sectionner d'une façon sûre et complète les nerfs ciliaires et optique. — Nous donnerons dans ce chapitre le résultat de nos recherches sur la disposition de quelques filets nerveux importants, dont la description ne nous paraît pas suffisante dans nos traités d'anatomie.

Le troisième chapitre comprendra les expériences de section du trijumeau et de ses branches pratiquées chez les animaux. Nous démontrerons que ces lésions nerveuses n'amènent que des troubles insignifiants dans la nutrition de l'œil.

L'on peut couper le nerf optique et les nerfs ciliaires sans que l'œil change notablement de forme et sans que sa vitalité soit amoindrie.

Dans un des paragraphes de ce chapitre nous donnerons le résultat de nos expériences pratiquées au laboratoire de M. Paul Bert à la Sorbonne et au laboratoire de physiologie générale du Muséum, sur la section isolée des nerfs ciliaires, sans lésion du nerf optique.

Le quatrième chapitre traitera du rôle de la région ciliaire dans quelques affections oculaires. La conclusion de ce chapitre nous permettra d'étudier plus loin le mode d'action de la névrotomie dans les cas d'ophthalmie sympathique.

Le cinquième chapitre renfermera les observations de section simple, intra-oculaire et en arrière du globe de l'œil, des nerfs ciliaires, les résultats de la section du nerf optique et des nerfs ciliaires.

Dans un sixième et septième chapitre, nous étudierons le manuel opératoire et les accidents de la névrotomie.

Nous discuterons enfin dans le dernier chapitre la valeur de la nouvelle opération et nous chercherons à établir quelles sont *aujourd'hui* ses indications et ses contre-indications.

Nous remercions notre maître M. le Dr Abadie, qui nous a donné l'idée de ce travail et qui a libéralement mis a notre disposition ses nombreuses observations. Nous le remercions de tous les précieux conseils qu'il a bien voulu nous donner.

M. E. Meyer a bien voulu nous communiquer les très-intéressantes observations inédites de sa clinique. Nous le remercions des renseignements importants qu'il nous a fournis.

Nous remercions enfin M. Boucheron, qui nous a communiqué le résultat de ses recherches et de ses expériences pour la plupart inédites.

CHAPITRE PREMIER.

HISTORIQUE.

Albrecht de Græfe (1) le premier, dans son magnifique travail sur l'ophthalmie sympathique, émit l'idée de la section des nerfs ciliaires comme traitement de cette affection.

« Avec la conviction, dit cet auteur, que l'ophthalmie sympathique se transmet par l'intermédiaire des nerfs ciliaires, il devait venir à l'idée de substituer à l'énucléation du bulbe la section des nerfs ciliaires. On devait hésiter à sectionner tous les nerfs ciliaires en dehors de la sclérotique, en raison de la difficulté du procédé et de la nécessité de sectionner en même temps des vaisseaux importants.

Il serait plus facile et plus simple de décoller la conjonctive et de pratiquer la section intra-oculaire après avoir introduit un fin névrotome dans le bulbe désorganisé et de sortir perpendiculairement à la paroi interne de la sclérotique, un peu en arrière de la surface plane du corps ciliaire. La disparition de la sensibilité constatée au toucher est la preuve que l'opération est terminée. Les recherches que j'ai entreprises pourront lorsqu'elles seront achevées être d'un grand secours. »

(1) Archiv für ophthalmologie, 12e volume, 2e partie, p. 1866. Zur Lehre der Ophthalmie sympathiscen.

De Græfe abandonna ses recherches, considérant l'énucléation comme plus sûre.

Ed. Meyer reprit cette question en 1866, et il publia en 1867 un travail sur l'ophthalmie sympathique, dans lequel il recommande la section intra-oculaire des nerfs ciliaires. Au Congrès ophthalmologique de Paris, en 1867, dans le journal mensuel de Zehender de l'année 1868, et dans les Annales d'oculistique de 1869, Meyer fit des communications sur ce sujet. Nous trouvons enfin dans l'excellent traité de cet auteur, sur les opérations qui se pratiquent sur l'œil, la description de son procédé. M. Meyer a fait 22 opérations de sections intra-oculaires des nerfs ciliaires qui dans un grand nombre de cas ont donné d'excellents résultats; nous publions du reste plus loin les observations de cet auteur.

Secondi (1) de Gênes, publia une observation dans laquelle la section intra-oculaire des nerfs ciliaires lui donna de bons résultats.

Lawrence, (2) Solomon (3) recommandent aussi ce procédé.

Solomon revendique même la priorité pour la section des nerfs ciliaires, s'appuyant sur une observation de section du muscle ciliaire que nous publions plus loin et que l'on trouve dans le Medical Times de 1861.

Snellen (4) est le seul auteur qui ait pratiqué la section en arrière de l'œil des nerfs ciliaires.

(1) Secondi (de Gênes). Giornale d'opth. ital., 1868, et Annales d'oculistique.

(2) Lawrence. A case of sympathetic ophthalmia cured by neurotomy a substitue for removal of the eye ball. Lancet, 1868, nº 14.

(3) Solomon (Nose). Névrotomie contre l'ophthalmie sympathique. Medical Times and Gazette, 1861, p. 37, et Lancet, 1868.

(4) Snellen. Archiv für ophthalmologie, 5 décembre 1873, t. XIX.

Jusqu'ici on le voit, les auteurs que nous avons cités ne se sont occupés que de la section des nerfs ciliaires, le nerf optique est respecté.

Ab. de Græfe (1) présente le 17 juillet 1867 un malade auquel il a pratiqué la section du nerf optique.

Voici comment de Græfe s'exprime dans son rapport: « J'ai recommandé autrefois la section du nerf optique, comme devant remplacer l'énucléation dans les cas d'ophthalmie sympathique. C'était au moment où l'on avait de la tendance à considérer les nerfs ciliaires comme les conducteurs de l'affection sympathique. En ce moment où l'on enlève ce rôle aux nerfs ciliaires, et à la vérité avec raison, cette opération n'a plus sa raison et il ne peut en être question que quand il s'agit de faire l'énucléation. Sectionner tous les nerfs ciliaires en conservant le bulbe est impraticable, mais on peut couper dans ces cas en dehors ou en dedans de la sclérotique une partie d'entre eux, ceux qui se distribuent dans le territoire douloureux.

« Les conditions pour lesquelles j'ai pratiqué la section du nerf optique sont tout autres. Il arrive parfois que l'œil aveugle éprouve des sensation de lumière et de couleur si pénibles, que nous avons lieu d'intervenir et que nous sommes obligés d'avoir recours à l'énucléation.

« L'opération de la section du nerf optique ne présente en elle-même aucune gravité. On attire le globe oculaire avec une pince, on conduit alors un névrotome particulier le long de la paroi externe de l'orbite, et l'on coupe la corde du nerf optique qui se présente très-bien au couteau, à quelques lignes du nerf optique. Les seules suites que j'ai eu à constater jusqu'ici sont des ecchymoses assez appa-

(1) Berliner Klinische Wochenschrift, p. 320, 1867. Ueber Durschneidung der opticus.

rentes de l'orbite et des paupières, qui disparaissent assez rapidement sous l'influence de la compression. Les sensations lumineuses désagréables disparaissent dès lors.

« J'ai encore à présenter une seconde indication pour la section du nerf optique, ajoute de Graefe ; elle se produit dans le cas de tumeurs intra-oculaires, alors que celles-ci ont atteint la sclérotique ou sont encore intra-bulbaires, et que l'on s'est proposé de faire l'extirpation. Nous savons déjà que le tronc nerveux sert de propagateur aux productions nouvelles et qu'après l'énucléation on trouve souvent le nerf optique malade.

« Quand on connaît ces faits, on doit, dès le début, sectionner une partie du nerf, mais on évite beaucoup de difficultés lorsque avant l'opération on commence par sectionner le nerf ; on tire au dehors le bulbe avec une grande partie du nerf; dès lors on a fait tout ce qui est possible contre une récidive. »

D'après cette communication, nous pouvons conclure que de Graefe n'a aucun droit à la priorité pour la section du nerf optique dans le traitement de l'ophthalmie sympathique et des névralgies ciliaires. C'est, en revanche, le premier auteur qui ait proposé et exécuté la section du nerf optique pour faire disparaître les photopsies extrêmement rebelles.

En 1869, Landesberg (1) sectionna le nerf optique, mais il eut la précaution de fixer le muscle détaché à ses insertions, de façon à éviter les désordres dans les mouvements de l'œil.

En 1866, Rondeau (2), dans son excellente thèse, émet

(1) Landesberg. Archiv für ophthalmologie, XV Jahrgang, abth. I. oder XV Band, Abth. I.

(2) Rondeau. Des affections oculaires réflexes et de l'ophthalmie sympathique. Thèse de Paris, 1866, p. 124, 125, 126.

l'idée de la section des nerfs ciliaires et du nerf optique. Voici comment s'exprime cet auteur : « En étudiant la pathogénie des lésions secondaires qui se produisent dans un œil consécutivement à la blessure de l'autre, en considérant la nature indomptable de cette affection, sa marche insidieuse, intermittente, on peut constater l'analogie frappante qui existe entre les névralgies d'une part et l'ophthalmie dite sympathique de l'autre. Aucune affection n'est plus rebelle au traitement médical, et quand dans une névralgie faciale on a épuisé tous les moyens pharmaceutiques, on a souvent recours alors avec succès à la section du nerf, et si elle ne suffit pas à l'excision d'une partie du tronc nerveux.

Je crois, car je ne puis m'appuyer encore sur des faits cliniques, que le même traitement serait applicable à l'ophthalmie sympathique. Il est quelquefois difficile de faire comprendre au malade, pour un accident si minime en apparence, la gravité de sa situation et la nécessité de lui enlever l'œil. Il hésite et attend jusqu'à la dernière extrémité que l'affaiblissement de l'œil resté sain vienne confirmer le pronostic du médecin. Quand il se décide à l'opération, souvent les progrès de l'altération de l'œil sont assez avancés pour ne permettre de retirer qu'un avantage limité de l'énucléation de l'œil, si toutefois encore il n'est pas condamné à une cécité incurable.

Dans cette affection, l'indication principale est d'agir le plus promptement possible, afin de ne pas laisser survenir les altérations de sécrétion, de structure consécutives aux troubles réflexes de la circulation. La section des nerfs sensitifs de l'œil au début de l'inflammation du globe lésé arrêterait toute action réflexe dans l'organe opposé.

Rien n'est plus facile que cette opération que j'ai pratiquée bien des fois à l'amphithéâtre, qui consiste, après avoir fait une petite ouverture à la partie supérieure et interne de la conjonctive, à introduire un petit ténotome courbe en le maintenant appuyé sur le globe oculaire. On sectionne du même coup les nerfs ciliaires, le nerf optique et l'artère centrale.

Voyons quels sont les avantages et les inconvénients de cette opération.

Elle est excessivement simple et effraye moins le malade que l'énucléation totale du globe oculaire, de telle sorte qu'il y a moins de répugnance à s'y soumettre plus tôt. »

M. le Dr Boucheron, voulant provoquer l'atrophie du globe oculaire, pratique en 1875, dans le laboratoire de M. Paul Bert, à la Sorbonne, la section du nerf optique et des nerf ciliaires, et il s'aperçoit que l'œil conserve sa forme, ne subit aucune altération. Il pratique un grand nombre d'expériences (voir plus loin, ses principales expériences suivies d'heureux résultats.)

En 1876 (1) il communique à la Société de biologie le résultat de ses recherches, dont voici le résumé :

« D'après nos expériences, les sections du nerf optique et des nerfs ciliaires, n'amènent généralement pas la désorganisation du globe oculaire.

Les indications de la section des nerfs optiques et ciliaires se résument en peu de mots : Elle tend au même résultat que l'excision en interrompant la continuité du tissu nerveux.

La section du nerf optique abolit, il est vrai, complétement la vue de ce côté ; mais comme dans la majorité des

(1) Boucheron. Note sur la résection des nerfs ciliaires et du nerf optique en arrière de l'œil substituée à l'énucléation du globe oculaire dans le traitement de l'ophthalmie sympathique. Gazette médicale de Paris, 1876 et Annales d'oculistique, t. LXXVI p. 258.

cas elle est fort compromise quand elle n'est pas totalement perdue, il vaut mieux sacrifier de suite un œil qu deviendra inutile et qui peut amener la fonte de l'autre.

Chez les animaux cette section ne donne pas lieu à une hémorrhagie dont on ait à redouter les effets ; on ne coupe que des vaisseaux d'un petit calibre, les artères ciliaires et centrale de la rétine, l'hémorrhagie s'arrête promptement, de sorte que le sang épanché ne saurait exercer une compression fâcheuse sur les nerfs que l'on vient de couper.

Si cette section n'arrêtait pas la marche des troubles réflexes dans l'œil sain, c'est alors qu'il faudrait sans retard pratiquer l'extirpation de l'œil lésé. C'est à l'expérience à prononcer sur la valeur de ce procédé.

Cette opération peut être substituée à l'énucléation dans tous les cas, à moins que la suppuration de l'œil ne soit certaine. Mais surtout le grand avantage de cette opération, c'est de pouvoir être appliquée d'une manière *préventive*. Le Congrès ophthalmologique international de 1872 a accepté en *principe* que l'énucléation de l'œil blessé devait être pratiquée immédiatement, si on voulait éviter les attaques souvent irrémédiables d'une ophthalmie sympathique précoce.

Cette mesure radicale et *terrible* n'a pu entrer dans la pratique courante. Nous espérons que l'opération si simple, si inoffensive, si conservatrice que nous proposons, pourra dans maintes circonstances rendre au malade d'importants services. »

M. le Dr A. Boucheron a fait en 1876 la section du nerf optique sur l'homme. Depuis cette époque cet auteur n'a pas eu l'occasion de la pratiquer de nouveau.

L'année suivante, au mois de février 1877, M. le Dr Dianoux, professeur suppléant de l'Ecole de plein exercice de médecine et de pharmacie de Nantes, pratiquait sur l'homme *l'énervation du globe* oculaire avec un plein succès.

Le 10 avril 1877, le 20 septembre 1877, le 21 décembre, de nouvelles opérations sont pratiquées par cet auteur.

Dans son mémoire publié en 1879 (1), M. le Dr Dianoux arrive aux conclusions suivantes :

« De l'exposé de ce ces faits résultent d'une façon incontestable :

1° La possibilité et le peu de gravité de l'opération que j'appellerai énervation du globe de l'œil ;

2° La conservation du globe avec tout ou partie de ses parties constitutives ;

3° L'action curative durable de l'opération, et au point de vue des phénomènes sympathiques qui, dans mes quatre cas, ont disparu comme après l'énucléation faite en temps opportun. L'énervation ne le cède en rien à l'énucléation en efficacité. »

Nous décrirons plus loin le procédé opératoire employé par M. Dianoux.

En 1878, M. H. Scœler (2) (de Berlin) présente à la Société médicale de Berlin le résultat de ses opérations de section du nerf optique et des nerfs ciliaires dans les cas d'ophthalmie sympathique, pratiquée, pour la première fois, le 22 octobre 1877, puis en novembre, etc.

« Cette opération n'a, à ma connaissance, jamais été faite jusqu'ici et je suis le premier qui ai essayé de remplacer l'énucléation du bulbe par la section des nerfs optique et ciliaires. »

Dans une note postérieure à sa communication, Schœler dit (Berlin, 27 mars 1878) : « Après ma communication et

(1) Dianoux. De l'énervation du globe de l'œil. Nantes, 1879. Extrait du Journal de médecine de l'ouest, 1er trimestre 1879.

(2) Schœler. Jahresbericht der Augen-Klinik, im Jahre 1877. Berlin, 1878.

dans le cours de sa publication dans mon Jahresbericht der Augen-Klinik, mon attention fut attirée par un de mes amis sur la Gazette médicale de Paris, 1876, p. 442-443. A. Boucheron, ancien interne des hôpitaux, y a publié une note sur la section des nerfs ciliaires et du nerf optique en arrière de l'œil, substituée à l'énucléation du globe oculaire.

D'après ses recherches sur le chien et le lapin il a constaté que la section des nerfs ciliaires, etc.....

Boucheron n'a pas jusqu'ici pratiqué sur l'homme cette opération.

Comme indications de l'opération, ajoute Schœler, Boucheron s'exprime en ces termes : « Cette opération peut être substituée à l'énucléation dans tous les cas, à moins que la suppuration de l'œil ne soit certaine. »

Je regrette, dit Schœler, de n'avoir pu ajouter cette rectification dans mon Jahresbericht et je suis heureux de le dire ici. Jusqu'à ce jour la proposition de Boucheron avait passé inaperçue dans la presse ophthalmologique allemande, et je n'ai trouvé dans les journaux français aucune indication qui me prouvât que cette opération ait été pratiquée en France sur l'homme. »

Schœler décrit avec grand soin son procédé opératoire (voir page 88). Il recommande cette opération dans les cas d'ophthalmie sympathique et il s'appuie sur un nombre imposant de faits.

Dans la séance de la Société médicale du 6 février 1878, Hirschberg (1) revendique la priorité du procédé de névrotomie pour Alb. de Græfe ; il dit qu'il a pratiqué assez souvent la section intra-oculaire du nerf optique ; mais pour lui l'énucléation est préférable dans un grand nombre

(1) Hirschberg. Berliner Klinische Wochenschrift, 1878.

de cas, principalement dans les cas d'ophthalmie sympathique grave, dans l'iridocyclite sympathique. Il ajoute que dans certains cas de sections nerveuses il craindrait fort la régénération des nerfs et la reproduction des douleurs.

Schweiger a aussi, en Allemagne, pratiqué assez souvent cette opération : une trentaine de fois, et il la recommande beaucoup dans les cas de névralgies ciliaires.

Notre maître M. le Dr Abadie pratique depuis longtemps déjà cette opération et n'a jusqu'ici qu'à se louer des résultats obtenus.

Nous exposerons plus loin avec un grand soin les détails des observations des malades opérés par M. Abadie et le procédé opératoire employé par ce savant ophthalmologiste.

M. le Dr Meyer a bien voulu nous communiquer le résultat de sa pratique. Il n'a jusqu'ici obtenu que des succès.

Les conclusions de ce long historique sont les suivantes :

A M. Abrecht von Græfe la priorité de l'idée de sectionner les nerfs ciliaires dans le traitement de l'ophthalmie sympathique (1866).

A M. E. Meyer l'honneur d'avoir mis le premier à exécution le procédé de section intra-oculaire des nerfs ciliaires indiqué par son maître de Græfe (1866)

Secondi (1868), Lawrence (1868), Solomon (1868) suivent les règles indiquées par E. Meyer.

A Snellen (1873) le mérite d'avoir pratiqué la section des nerfs ciliaires en arrière du globe oculaire.

Au Dr Rondeau (1866) la priorité de l'idée de sectionner *le nerf optique et les nerfs ciliaires* dans le traitement de l'ophthalmie sympathique.

A Albrecht de Græfe (1867) appartient la priorité pour la section du nerf optique, non pour lutter contre l'ophthalmie sympathique, mais pour faire cesser la photopsie.

A Landesberg (1869) la priorité pour la section du ner optique et des nerfs ciliaires dans les cas de névralgie ciliaire.

A M. le Dr Boucheron (1875) le très-grand mérite d'avoir insisté sur la valeur de la névrotomie optico-ciliaire dans le traitement de l'ophthalmie sympathique et d'avoir démontré par ses belles expériences la possibilité de sectionner le nerf optique et les nerfs ciliaires sans amener de troubles trophiques.

A MM. les Drs Dianoux (1877), Schœler (1878), Ch. Abadie (1879), E. Meyer (1879), l'honneur d'avoir vulgarisé cette opération, en la pratiquant un très-grand nombre de fois

---

CHAPITRE II.

ANATOMIE DE LA RÉGION OPTICO-CILIAIRE.

Nous croyons utile de résumer en quelques mots l'anatomie de la région optico-ciliaire et de donner le résultat de nos dissections entreprises sur ce sujet.

Nous n'insisterons ici que sur la disposition des nerfs ciliaires, des vaisseaux, etc., dont la connaissance est indispensable à l'opérateur qui désire opérer sur cette région.

1° Le nerf optique, après s'être engagé dans le trou optique avec l'artère ophthalmique placée à son côté inférieur et externe, correspond aux quatre muscles droits ; il pénètre dans l'orbite, et est entouré par une masse cellulo-adipeuse. En haut, le nerf nasal le croise obliquement; en dehors, il répond au ganglion ophthalmique et aux nerfs ciliaires qui plus loin l'entourent complétement.

A son entrée dans le globe oculaire, le nerf optique présente un renflement.

Deux gaînes entourent ce nerf ; l'une représente la continuation de la dure-mère et traverse avec le nerf le canal orbitaire.

La continuation de la pie-mère ou plutôt le névrilème interne forme l'autre gaîne.

La première gaîne ou gaîne *externe* est encore appelée

gaîne *durale* ; l'interne, gaîne *piale* ; l'espace compris entre les deux gaînes est l'espace *intervaginal* (subvaginal).

La réunion des deux gaînes n'est véritablement intime que dans la portion supérieure du canal osseux que traverse le nerf pour se rendre à l'orbite.

La gaîne externe se laisse facilement diviser en deux feuillets : un externe, fibreux, dur ; l'autre, mince, correspondant comme structure à l'arachnoïde cérébrale et désigné sous le nom de gaîne arachnoïdale.

C'est contre cette gaîne composée de plusieurs feuillets à sa partie externe que repose le ganglion ophthalmique, à 6 ou 8 millimètres environ au devant du sommet de l'orbite.

Le ganglion ophthalmique, d'après mes dissections, se trouve à 22, 25 millimètres de l'entrée du nerf optique dans l'œil.

De forme rectangulaire, on peut lui considérer quatre angles (Hirschfeld, Cruveilhier, Sappey), deux postérieurs et deux antérieurs.

A l'angle postérieur et inférieur se rend un filet long et grêle que lui envoie le nerf nasal (racine sensitive).

A l'angle postérieur et inférieur aboutit un filet gros et court fourni par le rameau qui se porte du nerf moteur oculaire commun au muscle petit oblique (racine motrice).

Entre ces deux racines, une troisième qui part du plexus caverneux du grand sympathique se place entre les nerfs de la troisième et de la sixième paire, au-dessous de la branche opthalmique de Willis, pénètre dans l'orbite avec le nerf nasal et se jette tantôt dans la racine longue, tantôt directement dans le ganglion lui-même.

Les angles antérieurs donnent naissance aux nerfs ciliaires : 1° *Nerfs ciliaires courts* (*nervi ciliares breves*), *indirects de Claude Bernard.*

Dans nos nombreuses dissections de nerfs ciliaires, nous avons trouvé ces nerfs tantôt isolés, tantôt groupés en deux faisceaux généralement au nombre de 16 à 18.

Voici la disposition que nous avons observée le plus souvent :

A la partie externe, faisceau assez volumineux composé de 4 à 6 nerfs, venant particulièrement du nerf nasal.

A la partie supérieure, faisceaux qui cheminent entre le nerf optique et le muscle élévateur de la pupille; très-souvent un de ces petits filets s'anastomose avec les rameaux ciliaires fournies par le nerf nasal.

Le faisceau inférieur se place entre le nerf optique et le muscle abaisseur de la pupille.

2° L*es nerfs ciliaires longs* (*rami ciliares longi, nerfs ciliaires directs*) varient beaucoup eu égard à leur nombre et à leur origine.

Dans nos dissections, nous n'en avons souvent trouvé qu'un seul ; plus souvent il y en a deux et chez certains sujets trois ou quatre. La plupart du temps ils naissent du nerf nasal au moment où celui-ci passe au-dessus du nerf optique, plus rarement du lacrymal et du malaire.

C'est de la partie interne et inférieure du premier de ces nerfs qu'ils émanent et rarement voit-on quelques filets indépendants se détacher de son côté externe. Les ciliaires *longs* sont toujours placés immédiatement sur la face supérieure du nerf optique, en général au voisinage de la ligne médiane ou un peu en dedans. En continuant leur marche d'arrière en avant ils contractent des anastomoses avec les autres petits troncs des nerfs ciliaires et donnent quelques filets à la gaîne du nerf optique.

Lorsqu'il n'existe originairement qu'un seul tronc, celui-ci se divise ou plus tôt ou plus tard en deux rameaux dont l'interne va gagner la sclérotique, en passant au-dessus du nerf optique et à son bord interne, tandis que l'externe s'anatosmose presque toujours avec le nerf ciliaire supérieur et interne du ganglïon ophthalmique, ou plus rarement se prolonge, par un ou deux ramuscules, dans la sclérotique,sans avoir contracté une pareille anastosmose.

D'après la majorité des auteurs (Sappey, Hirschfeld), arrivés au voisinage de l'entrée du nerf optique, les nerfs ciliaires longs et courts, directs et indirects, après avoir décrit un grand nombre de flexuosités, traversent lá sclérotique obliquement sur le pourtour de l'entrée du nerf optique, cheminent entre cette membrane et la choroïde, et arrivent au muscle ciliaire pour s'y subdiviser en un riche réseau (orbiculus ciliaris de W. Krause), décrit avec grand soin dans ces dernières années particulièrement par M. Donders (1).

Si on examine les belles planches anatomiques de MM. Hirschfeld, Sappey, Graefe et Sœmisch, il semblerait que les nerfs ciliaires perforent la sclérotique dans un point assez éloigné du nerf optique. Par la dissection attentive de cette région, on peut s'assurer qu'un grand nombre de nerfs sont très-rapprochés du nerf optique, de telle sorte que ce dernier est presque englobé par eux. Leur section sur les animaux vivants et sur l'homme doit par conséquent être très-difficile, sans lésion de la gaîne du nerf optique, des vaisseaux qui le nourrissent et sans lésion de ce nerf optique lui-même. Sappey (2).

Nos dissections nous ont appris que tous les nerfs ciliaires ne viennent pas perforer la sclérotique autour du

(1) Donders. Nederlandsh Lancet, t. III, p. 436.

(2) Sappey. — Structure de l'enveloppe des nerfs. Journal d'anatomie et de physiologie de Charles Robin, 1868, p.47-53.

nerf optique ; un, deux ou trois filets appartenant aux rameaux ciliaires longs s'écartent et viennent perforer la sclérotique près des muscles de l'œil. Un de ces filets se rencontre presque constamment et vient perforer la sclérotique au niveau de l'attache à l'hémisphère postérieur du muscle grand oblique, assez loin par conséquent du nerf optique. On rencontre quelquefois un filet ciliaire direct perforant la sclérotique immédiatement au-dessous du muscle droit supérieur.

Les recherches de Claude Bernard (1) nous ont appris que l'iris paraît recevoir les deux ordres de filets : les nerfs ciliaires directs et indirects, longs et courts. Les nerfs ciliaires directs donnent la sensibilité à la conjonctive et à l'iris; les filets indirects donnent la sensibilité à la cornée transparente et à l'iris.

Ce sont encore les nerfs ciliaires, mais principalement les filets qui émanent du ganglion ophthalmique, qui viennent se distribuer à la cornée en prenant le nom de nerfs de la cornée.

Ces nerfs ont été décrits pour la première fois par Schlemm ; ils pénètrent dans la sclérotique à sa partie antérieure et passent de là dans la cornée. Ces nerfs sont très-faciles à trouver chez l'homme à la périphérie de cette membrane et pourraient être sectionnés avec facilité sur le vivant si l'on désirait insensibiliser la cornée.

Ils forment autour de la cornée de 24 à 36 petits troncs de divers calibres qui se résolvent en une foule de ramifications et d'anastomoses dont l'ensemble représente un réseau à large maille occupant toute l'étendue de la cornée. (Voir les travaux de Kolliker, Conheim, Rollet, Klein, Ranvier, sur la terminaison des nerfs dans la cornée.

(1) Claude Bernard. Leçons sur la physiologie et la pathologie du système nerveux, vol. II, p. 86.

De ces recherches anatomiques il résulte les faits importants suivants :

Une section simple du nerf optique s'accompagne de la lésion *d'un assez grand nombre de filets ciliaires*, principalement les filets qui viennent se distribuer à la cornée et à l'iris.

La section isolée des nerfs ciliaires sans section du nerf optique ne peut être complète, un grand nombre de filets étant intimement unis à la gaîne du nerf optique (Sappey), d'autres s'éloignant de ce nerf et suivant un trajet irrégulier.

Certains faisceaux ciliaires, principalement l'externe, volumineux et qui sont à une certaine distance du nerf optique, pourraient être sectionnés, sans intéresser le nerf optique.

La section du nerf optique, la section de toutes les parties qui l'environnent (après avoir retourné le globe oculaire) et la dénudation si complète du pôle postérieur, en se rapprochant des insertions musculaires (m. droit supérieur, grand oblique), en ayant soin de ne pas intéresser les ciliaires antérieurs, privent le globe oculaire *de presque tous les filets ciliaires*. La cornée, l'iris sont insensibles. Dans quelques cas même, la conjonctive peut être insensibilisée.

Une section circulaire portant sur la sclérotique prive la cornée de ses principaux nerfs et amène une insensibilité de la cornée (Ranvier).

Cette insensibilité peut être complète ou partielle suivant le nombre des filets sectionnés (Ranvier, Meyer).

II. Examinons maintenant les parties vasculaires que l'on peut intéresser dans la section du nerf optique et des nerfs ciliaires ou dans la section isolée des nerfs ciliaires.

Si avec des ciseaux courbes nous sectionnons (voir description de la névrotomie optico-ciliaire), après avoir retourné l'œil, le nerf optique au point où il perfore la sclérotique et les nerfs ciliaires voisins, en nous rapprochant autant que possible des insertions musculaires, voici les vaisseaux que nous sectionnons :

1° L'artère centrale de la rétine qui, après s'être détachée de l'ophthalmique, soit directement ou par l'intermédiaire d'un tronc commun avec la ciliaire postérieure externe, pénètre dans le nerf optique à une distance de 1 centimètre environ de sa terminaison.

Elle fournit des branches non-seulement à la rétine et à la pupille, mais encore à l'extrémité oculaire du nerf optique.

D'après Zinn, Wolfrang, Leber (1) le tronc du nerf optique, outre l'artère et la veine centrale de la rétine, reçoit dans son parcours tant orbitaire qu'intra-crânien des rameaux qui prennent naissance dans les vaisseaux du voisinage et se distribuent à la surface et dans l'épaisseur des deux gaînes d'où ils envoient des ramuscules au tissu nerveux.

Dans l'orbite les artères qui sont fournies aux gaînes du nerf, décrites depuis longtemps par Hyrtl sous le nom d'artères vaginales et interstitielles, ont été nettement séparées par lui de l'artère centrale de la rétine. Ces vaisseaux forment dans toute l'étendue de la gaîne un véritable réseau. Au niveau du trou optique, ceux qui sont d'origine orbitaire s'anastomosent avec les rameaux intracrâniens qui viennent de la pie-mère et du cerveau.

Tant que le nerf optique n'a pas reçu l'artère centrale sa nutrition s'opère donc uniquement au moyen de ces ramifications vasculaires ; mais dès que l'artère centrale l'a pénétré elle lui fournit des rameaux qui s'anastomosent avec les précédents.

(1) Archiv. fur ophthalm., t. XVIII, 2e partie, p. 25.

Les branches fournies par l'artère centrale de la rétine et qui, ainsi que nous l'avons dit, viennent se distribuer à l'extrémité oculaire du nerf, s'unissent d'une part en arrière avec celles qui proviennent des vaisseaux orbitaires, et d'autre part elles s'anastomosent par l'intermédiaire de capillaires autour de la papille avec les artères ciliaires postérieures (cercle de Haller, de Zinn). Ces dernières peuvent être considérées comme la continuation et la terminaison des artères vaginales qui rampent ainsi à la surface du nerf optique depuis son origine cérébrale jusqu'à son extrémité intra-oculaire.

La lame criblée, la portion intra-oculaire du nerf optique et une étroite zone péri-papillaire de la rétine reçoivent leur nutrition à la fois de l'artère centrale et des artères ciliaires postérieures. Les communications entre ces vaisseaux se font par l'intermédiaire des capillaires.

2° Les artères ciliaires courtes postérieures, externe et interne, naissant de l'ophthalmique, l'une en dehors, l'autre au-dessus du nerf optique.

Après un court trajet ces artères se divisent en quatre ou cinq branches, en sorte qu'à l'entrée du nerf optique on en compte huit à dix qui entourent complétement le nerf optique ; elles traversent ensuite la sclérotique pour se rendre à la choroïde dans laquelle elles se terminent en s'avançant jusqu'aux procès ciliaires.

3° Les artères ciliaires postérieures externe et interne.

4° Les artères ciliaires postérieures longues et les nerfs qui l'accompagnent.

Dans quelques cas, on sectionnera les veines choroïdiennes supérieures et externes, supérieures et internes, les veines choroïdiennes inferieures externes et internes.

La section du nerf optique à son entrée dans l'œil s'accompagne donc de la section d'un très-grand nombre de petites branches artérielles et veineuses. Il reste cependant un certain nombre de vaisseaux qui permettent le rétablissement de la circulation. C'est, croyons-nous, par les *ciliaires antérieurs* ou *petites iriennes* que se rétablit la circulation (voir expériences, page 32). C'est en grande partie grâce à ces artères que l'œil peut continuer à vivre après la névrotomie.

Ces petites artères ne naissent jamais du tronc de l'ophthalmique : ce sont des rameaux qui proviennent pour la plupart des musculaires, mais dont quelques-uns aussi émanent soit de la lacrymale, soit de la sous-orbitaire. Leur nombre est du reste variable. Elles rampent entre la sclérotique et la conjonctive auxquelles elles cèdent de nombreux ramuscules, puis traversent la première de ces membranes à 2 ou 3 millimètres en dehors de la circonférence de la cornée pour venir se jeter dans le grand cercle de l'iris qu'elles contribuent à former et se comportent ensuite comme les grandes iriennes.

La section isolée des nerfs ciliaires intimement accolés à la gaîne du nerf optique expose à la lésion de vaisseaux importants, principalement des artères vaginales. Si l'on s'éloigne de 1 centimètre de la terminaison du nerf optique, on s'expose à la lésion de l'artère centrale de la rétine.

La lésion de ce vaisseau exerce une fâcheuse influence sur la nutrition du nerf optique et de la papille et donne lieu à des troubles visuels graves.

CHAPITRE III.

RECHERCHES EXPÉRIMENTALES. — INFLUENCE DE LA SECTION DU TRIJUMEAU ET DE SES BRANCHES (NERF OPHTHALMIQUE, NERFS CILIAIRES ET DE LA CORNÉE) SUR LA NUTRITION DE L'ŒIL.

Dans ce chapitre, nous désirons démontrer que la lésion de la cinquième paire et de ses branches ne présente pas, au point de vue de la nutrition de l'œil, l'extrême gravité qu'on lui a attribuée.

Examinant successivement les désordres produits par la destruction du trijumeau à son noyau d'origine, dans son trajet intra-crânien, puis le résultat de la section incomplète de ce nerf, de la section de la branche ophthalmique, des nerfs de la cornée et ciliaires avec ou sans section du nerf optique, nous ferons voir qu'à mesure que l'on s'éloigne de ses origines, les sections produisent des troubles de moins en moins graves.

Si la section complète du trijumeau amène des désordres graves du côté de la nutrition de l'œil, la section incomplète, la section de la branche ophthalmique produisent des troubles moins sérieux, la lésion des nerfs ciliaires (avec ou sans section du nerf optique), la lésion des nerfs de la cornée, n'entrainent que des lésions oculaires très-légères.

Nous chercherons, en résumé, à établir que le nerf trijumeau ne donne pas de fibres trophiques à l'appareil oculaire, que l'œil peut continuer à vivre même lorsqu'il est privé de ses principales branches nerveuses (nerf optique, nerfs ciliaires). Nous indiquerons enfin, aussi nettement que possible, quelles sont les causes qui, d'après nous, amènent les altérations de l'œil, signalées par les auteurs.

§ 1er. *Lésions du noyau d'origine de la racine sensitive du trijumeau. Troubles oculaires.*

MM. Mathias Duval et Laborde (1) ont dans ces derniers temps détruit chez le chien et le lapin, le noyau d'origine de la racine sensitive du trijumeau, et ils ont observé du côté de l'œil des altérations trophiques, congestion intense, opacités, synéchies, fonte de l'œil. L'œil du côté de la lésion bulbaire devient immédiatement insensible, et si l'animal survit, ce même œil devient le siége de troubles trophiques progressifs, selon l'intensité de la lésion ou sa tendance plus ou moins marquée à la réparation. Chez le lapin ces troubles se produisent et s'aggravent très-vite; au bout de dix à douze heures, ils sont très-accentués et s'expriment par une violente injection conjonctivale, en même temps que par une opacité plus ou moins complète de la cornée, après vingt-quatre heures, l'œil peut être complétement perdu, la fonte purulente s'en est emparée.

Chez le chien, ces troubles trophiques sont aussi nets que chez le lapin, mais ils progressent avec moins de rapidité. L'insensibilité est certainement immédiate ; les altérations commencent par la rougeur, le boursoufflement de la conjonctive, recouverte par un chémosis envahissant,

(1) Mathias Duval et Laborde. Expériences sur le noyau d'origine du trijumeau. Bulletin de la Société de biologie, 1878.

puis la cornée se prend à son tour et, du troisième au quatrième jour, elle présente des points d'opacité complète et des ulcérations en coup d'ongle.

M. Vulpian avait déjà, en 1861, indiqué l'opalescence de la cornée et la congestion de la conjonctive, comme des suites possibles des lésions faites sur le plancher du quatrième ventricule cérébral chez les chiens; depuis lors, il a vu très-souvent des lésions des mêmes régions de l'encéphale déterminer tous les phénomènes morbides qui se manifestent dans le globe oculaire chez les animaux sur lesquels on a pratiqué la section intra-crânienne du nerf trijumeau.

Cette expérience, de même que la section intra-crânienne du trijumeau, ne démontre pas, d'après nous, l'influence trophique de la cinquième paire sur l'œil. En effet, les désordres produits chez les animaux par les lésions des noyaux d'origine de la racine sensitive sont très-graves, *toutes* les branches du trijumeau sont atteintes; il existe en outre une lésion des centres nerveux sérieuse; à cela, il faut ajouter que l'animal ne peut nullement *protéger son œil*. Il serait intéressant, dans ces cas, de savoir si la suture des paupières atténuerait la gravité des troubles oculaires signalés; *chez le lapin*, il suffit, d'une lésion légère du trijumeau, accompagnée d'un traumatisme insignifiant, pour voir se produire en quelques jours la fonte de la cornée.

§ 2. *Section intra-crânienne du nerf trijumeau. Troubles oculaires.*

C'est à Magendie (1) et à Claude Bernard (2) qu'est due la

(1) Magendie. Journal de physiologie expérimentale, 1824, t. IV, p. 176 et p. 303.

(2) Claude Bernard. Leçons sur le système nerveux, 1858, t. II.

découverte de l'influence très-remarquable du nerf trijumeau sur l'œil.

Si, à l'exemple de ces auteurs, on sectionne complétement le nerf trijumeau, on voit des troubles oculaires qui surviennent au bout de quelques heures chez le lapin, plus lentement chez le chien. Au bout de douze à vingt-quatre heures, chez le chien, la cornée se trouble et s'opacifie, elle devient le siége d'une véritable kératite, qui peut aboutir à une ulcération et à une perforation de la cornée; la conjonctive rougit et s'enflamme, et il en est de même de l'iris. Ces altérations s'accompagnent en même temps d'une diminution de tension du globe oculaire.

De ces expériences, tant de fois répétées, on en avait conclu que toutes les lésions du trijumeau pouvaient retentir d'une façon extrêmement fâcheuse et que, par conséquent, le chirurgien ne devait opérer qu'avec une extrême prudence dans le domaine de la cinquième paire.

Nous appuyant sur de nouvelles expériences, nous allons tâcher de démontrer que les troubles trophiques de l'œil ne se montrent pas toujours avec le degré de gravité signalé par les premiers auteurs, qu'ils sont passagers, et qu'ils reconnaissent pour cause, certains agents que nous pouvons facilement éloigner.

La section *complète* du trijumeau produit des altérations de l'œil, et ces altérations sont généralement très-graves. Il n'en est pas de même des sections incomplètes, et nous avons sous les yeux un certain nombre d'observations (Meissner, Schiff, Cl. Bernard), qui nous prouvent que dans ces cas les troubles trophiques sont passagers et très-peu graves.

M. le professeur Ranvier a eu l'extrême obligeance de nous montrer un lapin sur lequel il a pratiqué, il y a cinq mois, une section incomplète du nerf trijumeau. Chez cet animal, le nerf masticateur n'a pas été atteint ; de même la branche frontale a été respectée et, par conséquent, la sensibilité de la paupière supérieure a été conservée.

Chez cet animal, les troubles trophiques ont été très-peu marqués. Aujourd'hui, 25 juillet, cinq mois après l'opération, la cornée est complétement transparente, il n'y a pas d'opacité, il n'y a, en un mot, aucune trace des troubles survenus quelques jours après la section de la cinquième paire.

Pourquoi donc, dans certains cas, les] lésions du trijumeau s'accompagnent-elles d'altérations graves? Pourquoi, donc au contraire, ces accidents sont-ils insignifiants?

Pour Snellen (1), les troubles trophiques reconnaissent une cause mécanique, ils sont dus aux chocs des corps étrangers dont l'animal ne peut se garantir, n'en ayant pas conscience, à cause de l'insensibilité de la cornée. En effet cet auteur réussit à prévenir les lésions consécutives de la cornée en prenant la précaution de garantir l'œil, soit par l'occlusion des paupières, soit en suturant au devant de l'œil l'oreille de l'animal. Ce sont là des expériences très-importantes et qui sont généralement admises aujourd'hui.

Schiff (2) et bien d'autres physiologistes (3) ont répété et confirmé les expériences de Snellen. Nous-même, dans un grand nombre d'essais pratiquées sur des chiens et des lapins, nous avons pu nous assurer de l'influence manifeste qu'avait après la section du nerf optique et des nerfs

(1) Snellen. Archiv. f. d. Holl. Beitrage zur natur Heilkunde, von Donders und Berlin. Bd I, Heft 3, 1857, p. 206, 229.

(2) Schiff. In Canstatt's Jahresbericht, etc., 1857, t. I, p. 121.

(3) Longet. Traité de physiologie, t. III, p. 490, 1869.

ciliaires ou des nerfs ciliaires seuls, l'occlusion des paupières.

Dans l'expérience citée plus haut, M. le professeur Ranvier avait eu grand soin de suturer l'oreille de son lapin au devant de l'œil. Cette oreille se détacha à un moment où les accidents du côté de la cornée étaient peu considérables, mais, dès que l'œil ne fut plus protégé, ils réapparurent et M. Ranvier se vit obligé de suturer de nouveau l'oreille.

Dans un mémoire très-intéressant, encore inédit, sur les troubles trophiques de l'œil, de M. le Dr Boucheron et que cet auteur a bien voulu nous communiquer, nous trouvons des renseignements précieux sur le sujet qui nous occupe.

Pour M. Boucheron, les troubles de nutrition de l'œil après la section du nerf trijumeau tiennent à la non occlusion des paupières.

Dans ces conditions, dit cet auteur, il se produit une *dessiccation* d'une partie de la cornée et une mortification des points desséchés.

« Après la section du nerf ophthalmique, les paupières restent entr'ouvertes, ne clignent plus, la cornée constamment exposée à l'air, se dessèche, l'épithélium meurt, l'eschare épithéliale provoque autour d'elle une inflammation éliminatrice. Une ulcération se forme, qui s'agrandit par le même mécanisme de dessiccation et de mortification des éléments anatomiques desséchés.

Souvent une nouvelle aggravation surgit, les éléments mortifiés entrent en décomposition putride, la cornée s'infiltre de produits septiques (kératite septique) et sa destruction s'accélère, grâce à l'amoindrissement de vitalité de l'organe et à l'affaiblissement de l'animal gravement blessé. »

M. Boucheron pratiquant l'occlusion des paupières chez les animaux après la section du nerf ophthalmique chez les cobayes, a observé les troubles trophiques suivants :

(M. Boucheron recommande de fermer les paupières en imprégnant de collodion les poils du sourcil et de la joue de l'animal. Cet auteur préfère ce mode d'occlusion à la suture de l'oreille et des paupières, ce procédé permet d'ouvrir tous les jours les paupières pour examiner l'état de la cornée.)

Immédiatement après la section apparaît la toile muqueuse répandue sur la cornée (voile de la mort, selon les poètes). Le lendemain, teinte grisâtre occupant toute la profondeur de la cornée. L'opacité cornéenne uniforme est toujours plus accusée au centre cornéen et n'arrive pas toujours jusqu'à la périphérie.

Le troisième jour, l'opacité est plus épaisse, plus blanche.

Le quatrième jour elle diminue, le cinquième elle est très-faible, et du sixième au huitième jour elle disparaît. De telle sorte, dit M. Boucheron, que si l'animal avait eu l'œil obturé pendant huit jours l'existence du trouble cornéen eût passé inaperçue et l'on eût pu conclure à l'absence de troubles trophiques.

Pour M. Boucheron, ces troubles trophiques existent toujours, très-souvent passagers et pouvant échapper à l'observateur, quant à l'exemple de Snellen on suture l'oreille au devant de la paupière.

Si par l'occlusion des paupières on peut éviter les troubles trophiques, il en sera de même si la paupière supérieure a conservé sa sensibilité.

M. le professeur Ranvier attribue le peu d'accidents de la cornée du lapin dont nous avons parlé plus haut, à l'occlusion des paupières d'abord, à la conservation de la branche qui anime la paupière supérieure ensuite, de telle sorte que l'animal a pu jusqu'à aujourd'hui protéger son œil contre les agents extérieurs.

Cette expérience nous donne en partie la raison du peu de gravité au point de vue des accidents oculaires des sections incomplètes du trijumeau.

Lorsque la section du trijumeau est complète, d'autres éléments interviennent.

Dans son mémoire, M. Boucheron établit que chaque fois que le nerf trijumeau avec sa branche masticatrice est coupé, les animaux ne peuvent plus rapprocher la mâchoire inférieure de la supérieure, ne peuvent plus se nourrir et les effets de l'inanition s'ajoutent aux effets de la section des nerfs.

Quand le hasard de l'expérience m'avait fait blesser l'articulation du maxillaire inférieur, dit M. Boucheron, les animaux ne pouvaient plus mâcher, ils ne se nourrissaient pas, succombaient à l'inanition et la cornée se sphacélait.

Le traumatisme opératoire, l'état dans lequel se trouve l'animal au moment de l'expérience, la race à laquelle il appartient jouent aussi un rôle important.

De l'exposé de ces faits nous tirerons les conclusions suivantes :

La section intra-crânienne du trijumeau ne produit des altérations oculaires que dans certaines conditions.

La section complète avec paralysie des branches qui animent les paupières et de la branche masticatrice (Boucheron)s'accompagnent toujours de troubles oculaires.

L'inanition, le traumatisme opératoire jouent un grand rôle dans la production de ces altérations.

La cause principale des altérations de la cornée est une cause mécanique, elle est due aux chocs des corps étrangers dont l'animal ne peut se garantir, n'en a pas conscience à cause de l'insensibilité de la cornée (Snellen). La suture des paupières, ou de l'oreille correspondante au devant de l'œil, met à l'abri de ces altérations.

Expériences sur la section des nerfs ciliaires en arrière du globe oculaire.

D'après les conseils de M. le Dr Abadie, j'ai recherché quels désordres pouvait produire du côté de l'œil la section des nerfs ciliaires pratiquée chez les animaux.

C'était là une expérience difficile, car certains animaux présentent de même que l'homme une cavité orbitaire constituée par des parois osseuses résistantes; l'œil et le nerf sont situés profondément et l'on ne peut nullement examiner dans ces conditions le nerf optique et les nerfs ciliaires qui l'entourent.

Chez le chien, il n'existe pour ainsi dire pas de cavité orbitaire, l'œil au lieu d'être protégé en dehors et en haut par une paroi osseuse, est en contact avec les parties molles soutenues cependant par un cartilage arciforme de 3 millimètres de large. Ce cartilage est peu résistant et peut facilement être sectionné avec de forts ciseaux droits.

Cette disposition m'a permis d'arriver, sans faire subir un grand traumatisme à l'animal, et par conséquent, sans changer les résultats de l'expérience, à sectionner presque tous les nerfs ciliaires avant qu'ils ne s'engagent dans la sclérotique.

Dans mes premières expériences, je me suis servi du procédé suivant :

Après avoir administré au chien en expérience de la morphine, puis du chloroforme, afin d'obtenir une insensibilité et une immobilité complète, je pratique sur la paroi supérieure de l'orbite une incision longitudinale de 35 millimètres environ, j'arrive ainsi sans hémorrhagie notable sur le cartilage que je sectionne d'un seul coup de ciseaux. Faisant alors écarter les deux lèvres de la plaie, je pénètre sans peine, divisant lentement les tissus qui se présentent dans la loge rétro-oculaire. Je découvre alors le nerf optique et je sectionne, au moyen d'un petit ténotome recourbé, les parties vasculaires et nerveuses (1).

J'ai abandonné ce procédé qui ne donnait pas un jour suffisant pour arriver jusque sur le nerf. On ne peut, avec la section longitudinale supérieure, couper que très-dif-

(1) Chez les animaux la disposition des nerfs ciliaires et du ganglion ophthalmique diffère peu de celle que nous avons décrite chez l'homme. La recherche du ganglion ophthalmique chez le chien et le lapin est facile, car il est constamment appliqué contre le nerf oculo-moteur et soudé, pour ainsi dire, avec lui vers le point où prend naissance la branche du muscle oblique inférieur. Il dépasse rarement le volume d'un grain de millet, et il est quelquefois si petit qu'il peut échapper aux investigations les plus minutieuses.

Sa racine motrice est généralement formée de deux ramuscules fort courts, venant de la troisième paire.

Sa racine sensitive, beaucoup plus longue, procède du nerf palpébro-nasal; c'est ordinairement par l'intermédiaire de cette racine que le ganglion ophthalmique communique avec le ganglion cervical supérieur, au moyen d'un mince filet qu'elle reçoit du plexus caverneux.

Les filets émergents, nerfs ciliaires indirects, partent de la partie antérieure du ganglion et se placent autour du nerf optique pour gagner la sclérotique en décrivant des flexuosités. Quelques-uns émanent directement du nerf palpébro-nasal, surtout quand le ganglion est rudimentaire. Leur nombre est indéterminé ; on en compte ordinairement de 5 à 8.

Ces nerfs ciliaires sont *intimement* appliqués sur la gaîne du nerf optique et peuvent difficilement en être séparés.

Le faisceau externe des nerfs ciliaires est assez développé. Outre les nerfs ciliaires directs, on rencontre aussi chez le chien des nerfs ciliaires indirects. (C. Bernard), 2 à 6, qui perforent la sclérotique en un point assez éloigné du nerf optique, quelques-uns au-dessous du muscle droit externe. Ces filets viennent principalement donner la sensibilité à la conjonctive.

ficilement les faisceaux internes et inférieurs des nerfs ciliaires (voir expérience I).

Voici le procédé que je propose :

Avec de forts ciseaux on fend la commissure externe de la paupière et le cartilage jusqu'au bord antérieur du muscle temporal, qu'il faut éviter de diviser, afin de ne pas avoir une hémorrhagie gênante.

On fait écarter les tissus, puis prenant au moyen d'une pince à griffe la conjonctive, on la divise, on sectionne le muscle externe et on pénètre, sectionnant au moyen de petits ciseaux le tissu cellulaire rétro-oculaire. Un aide saisit avec des pinces à griffes le globe oculaire et l'attire assez fortement en dedans et en avant. On aperçoit alors un paquet graisseux qu'il faut diviser avec soin, car cette graisse entoure le nerf optique. Le nerf optique apparaît alors et on peut l'examiner facilement.

Prenant alors un ténotome recourbé, à pointe mousse et tranchante, on l'introduit immédiatement en avant de la partie antérieure du nerf optique, se rapprochant de la gaîne du nerf optique, le plus près possible de l'œil, et on divise dans une assez grande étendue les parties molles, les filets nerveux et vasculaires que l'on aperçoit en assez grand nombre. La même manœuvre est employée à la partie externe du nerf, en bas et en dedans; le ténotome est attiré en dehors, en bas et en dedans, on l'introduit plusieurs fois afin d'être parfaitement sûr que l'on a sectionné tous les nerfs ciliaires.

L'hémorrhagie est presque nulle et si, dans certains cas, une petite artériole donne du sang, une légère compression arrête facilement l'hémorrhagie.

Si l'on aperçoit encore quelques filets nerveux rampant sur la gaîne du nerf optique, on peut aller le sectionner avec un ténotome à pointe aiguë. On soulève le nerf en introduisant sous lui la pointe du ténotome et on le coupe facilement.

On remet alors l'œil en place, on suture exactement, principalement la commissure ; on comprend dans un fil de suture les deux lèvres de section de la commissure, et on pratique au moyen de 3 fils la suture des paupières.

Grâce à ce procédé, on peut facilement arriver à sectionner un grand nombre de filets ciliaires, il est toujours difficile cependant de sectionner les faisceaux internes. Le traumatisme opératoire n'est pas considérable et chez certains animaux la réunion se fait par première intention.

J'ai pratiqué mes expériences dans le laboratoire de physiologie générale au Muséum d'histoire naturelle et dans le laboratoire de M. Paul Bert à la Sorbonne.

Je remercie mon excellent ami O. de Pezzer de l'aide qu'il a bien voulu me prêter dans ces expériences.

Voici les principales de ces expériences :

Expérience I (Laboratoire de M. Paul Bert à la Sorbonne). —Section incomplète des nerfs ciliaires en arrière du globe oculaire. — Hémianesthésie de la cornée. — Dilatation de la pupille. — Légers troubles cornéens. — Conservation de la vision.

Sur un bull-terrier de moyenne taille, jeune et très-vigoureux, je pratique, le 15 mai, sans diviser les paupières une incision oblique de dehors en dedans sur la partie supérieure de l'orbite, je divise le cartilage (V. Procédé opératoire, page 40) et j'arrive sur le nerf optique, je divise un assez grand nombre de filets ciliaires.

La pupille est dilatée.

Pas de suture des paupières. Suture de la plaie.

Le soir l'animal a enlevé ses sutures. Léger suintement sanguinolent de la plaie. Rougeur et boursouflement de la conjonctive. Le lendemain la partie supérieure de la cornée seule est insensible. Dès que l'on se rapproche du centre de la cornée l'animal accuse une sensibilité assez vive. Dilatation de la pupille plus marquée en haut.

La cornée est sèche, légèrement blanchâtre en haut.

Le 1er juin. Anesthésie de la partie supérieure de la cornée, dilatation de la pupille. La cornée présente une opacité diffuse, superficielle.

La plaie est en suppuration. Je pratique une tentative de réunion de la plaie, mais sans résultat.

Le 5. L'œil est dans un excellent état, l'opacité tend à disparaître.

Aujourd'hui 1er août 1879, anesthésie de toute la partie supérieure de la cornée.

Sous l'influence de la lumière, la pupille se contracte excepté en haut.

Dilatation de la pupille. Très-léger trouble de la cornée.

La vision paraît conservée du côté opéré.

La plaie est presque entièrement guérie.

Cette expérience nous démontre que l'on peut facilement, par des sections partielles des nerfs ciliaires pratiqués en arrière du globe oculaire, amener la dilatation partielle de l'iris et l'anesthésie partielle de la cornée.

Elle confirme ce fait signalé par M. Ranvier, que les fibrilles nerveuses qui entrent dans la constitution de la cornée, n'y parcourent qu'un trajet très-limité pour se rendre à leur terminaison ultime, et elles conservent jusqu'au bout leur individualité physiologique et anatomique.

Elle démontre en outre que la section des nerfs ciliaires amène des troubles de nutrition extrêmement légers de la cornée. Nous considérons ces troubles de nutrition comme une conséquence du traumatisme opératoire.

Exp. II (Laboratoire de physiologie générale au Muséum d'histoire naturelle). — Section des nerfs ciliaires en arrière du globe oculaire sur un chien très-vieux atteint de double cataracte. — Perforation centrale de la cornée. — Anesthésie de la cornée.

Le 15 juin, je pratique la section des nerfs ciliaires en arrière du globe oculaire sur un chien très-vieux, paraissant malade et atteint de double cataracte. Je sectionne la commissure externe de l'œil et j'arrive sur le nerf optique par le procédé décrit plus haut. (Voir page 41.) Je sectionne un grand nombre de filets ciliaires.

Suture des paupières et de la plaie.

Après l'opération, dilatation énorme de la pupille, anesthésie de la cornée.

Le soir, l'animal avec sa patte a gratté sa plaie et enlevé quelques sutures.

Le 17. Gonflement énorme de l'œil, suppuration de la plaie. Nous enlevons les sutures des paupières. La cornée présente un cercle péri-kératique rouge, la conjonctive est tuméfiée et boursouflée, la cornée présente une teinte blanchâtre uniforme, menace d'ulcération centrale. Lavage à l'eau phéniquée de la plaie, suture des paupières.

Le 20. Perforation centrale de la cornée..

La commissure externe s'est reformée. La plaie est cicatrisée.

Le 1er août. Perforation centrale de la cornée dans une étendue d'une circonférence de 3 millimètres de rayon. Le cristallin cataracté se présente au niveau de la perforation.

Opacité et anesthésie de la cornée. Rougeur de la conjonctive.

La plaie est très-bien réunie.

Nous considérons la perforation centrale de la cornée, dans ce cas, comme le résultat de l'âge extrêmement avancé du chien, de l'état pathologique de ses deux yeux, et de l'état maladif dans lequel se trouvait l'animal au moment de l'opération. Dans aucune de nos autres expériences, nous n'avons noté de semblables accidents.

Exp. III (Laboratoire de physiologie générale au Muséum d'histoire naturelle. — Section des nerfs ciliaires en arrière du globe oculaire. — Anesthésie de la cornée. — Dilatation de la pupille. — Légers troubles cornéens. — Ulcération. — Conservation de la vision. — Gêne circulatoire du fond de l'œil.

Sur un chien de taille moyenne, vieux, je sectionne, le 2 juin, la commissure externe par le procédé ordinaire. J'arrive sur le nerf optique et je sectionne les nerfs ciliaires.

Légère hémorrhagie venant d'une ciliaire postérieure.

Suture de la plaie et de la conjonctive.

Après l'opération, dilatation considérable de la pupille, anesthésie de la cornée.

Le chien gratte énergiquement avec sa patte sa plaie et enlève les sutures qui sont replacées.

Le 5 juin. Les sutures de la plaie et de la conjonctive bien que très-solidement placées sont enlevées par le chien; la plaie est béante, en pleine suppuration.

La conjonctive est très-rouge, principalement à la partie externe, tuméfiée et boursouflée.

Opacité diffuse de la cornée, principalement marquée à la partie externe.

Cercle rouge péri-kératique très-marqué.

Dilatation considérable de la pupille. Anesthésie de la cornée.

Le 10. La plaie bourgeonne et se rétrécit. Conjonctivite très-intense, principalement à la partie externe. Opacité très-marquée, mais superficielle à la partie externe.

Ulcération en coup d'ongle de la cornée.

Anesthésie de la cornée, légère sensibilité en dedans.

Le 20. La plaie s'est réunie, les deux lèvres de la commissure sont presque réunies. Opacité moindre de la cornée, persistant cependant à la partie externe. Ulcération assez profonde en ce point.

Conjonctivite intense.

Le chien paraît y voir avec son œil opéré.

Aujourd'hui (1er août) le chien se trouve dans l'état suivant :

Anesthésie presque complète de la cornée.

Dilatation énorme de la pupille, ne réagissant que très-difficilement sous l'influence de la lumière.

Conjonctivité et ulcération de la cornée, avec opacité superficielle.

Le chien a conservé la vision de l'œil opéré. La plaie est presque entièrement guérie.

M. le Dr Abadie examine ce chien à l'ophthalmoscope et constate les lésions suivantes :

Opacité superficielle de la cornée avec ulcération.

Pas de troubles du cristallin.

Pas d'hémorrhagie du fond de l'œil, ni du corps vitré.

État trouble de la rétine. La papille est très-blanche ; le tapetum ne présente pas son reflet verdâtre ordinaire ; les vaisseaux de la papille sont, en très-petit nombre, représentés surtout par des veines congestionnées.

Du côté opposé, sain, la papille est blanche, presque aussi blanche que celle du côté opposé ; M. Abadie considère cette blancheur des deux papilles comme normale chez cet animal, les vaisseaux sont en plus grand nombre, la circulation paraît se faire régulièrement.

En résumé, l'ophthalmoscope nous indique une gêne circulatoire du fond de l'œil avec état trouble de la rétine.

Exp. IV (Laboratoire de physiologie générale au Muséum d'histoire naturelle). — Section des nerfs ciliaires en arrière du globe oculaire. — Anesthésie de la cornée. — Dilatation de la pupille. — Troubles cornéens très-légers. — Conservation de la vision.

5 juin. Je fais la section de la commissure externe, par le procédé ordinaire, sur une levrette jeune, assez petite.

Section des nerfs ciliaires. Pas d'hémorrhagie. Suture de la plaie et des paupières.

Anesthésie de la cornée et dilatation de la pupille.

Le 8. Nous enlevons les sutures, la plaie est réunie par première intention. L'animal, très-docile, n'a pas touché à son pansement.

Trouble très-léger de la cornée. Légère conjonctivite. Anesthésie de la cornée.

Dilatation de la pupille.

Le 15. Réunion parfaite de la plaie.

Aujourd'hui, 1er août, l'opéré est dans l'état suivant : Réunion parfaite de la plaie.

Légère conjonctivite, les paupières de l'animal sont collées le matin

La cornée a repris son état normal, elle est insensible dans presque toute son étendue, excepté à la partie interne.

Dilatation considérable de la pupille.

La vision est conservée de ce côté.

M. le Dr Abadie ne constate pas de lésions appréciables à l'ophthalmoscope, léger trouble diffus du fond de l'œil.

Pas d'hémorrhagie du fond de l'œil, ni du corps vitré.

Le tapetum présente un reflet vert très-marqué.

Exp. V (Laboratoire de physiologie générale du Muséum d'histoire naturelle). — Section des nerfs ciliaires en arrière de la cornée. — Anesthésie de la cornée. — Opacité très-marquée de la cornée. — Dilatation de la pupille.

Je pratique, le 10 juin, sur un vieux petit roquet noir, très-méchant et très-indocile, la section de la commissure, puis la section des nerfs ciliaires en arrière de l'œil, autour du nerf optique. Légère hémorrhagie provenant des ciliaires postérieures.

Suture de la conjonctive et de la plaie. Immédiatement après l'opération, anesthésie complète de la cornée et dilatation de la pupille.

A peine réveillé de son sommeil anesthésique, l'animal se gratte très-énergiquement, avec fureur, jusqu'à ce qu'il ait enlevé ses sutures.

Je place de nouveau les sutures qui ont été enlevées.

Suppuration de la plaie. Gonflement très-douloureux. Tuméfaction considérable, et suppuration de la conjonctive, principalement à la partie externe, au point ont été pratiquée la section.

Trouble diffus très-marqué de la cornée, principalement à la partie externe.

Pas d'ulcération.

Anesthésie très-marquée de la cornée. On aperçoit difficilement la pupille qui paraît dilatée.

Aujourd'hui, 2 août, la plaie est presque entièrement réunie.

Anesthésie de la cornée. La conjonctive a conservé sa sensibilité.

Dilatation de la pupille.

L'opacité de la cornée a considérablement diminué, mais elle ne permet pas l'examen à l'ohthalmoscope. On ne peut savoir, de même, si la vision est conservée de ce côté.

Exp. VI (Laboratoire de physiologie générale du Muséum d'histoire naturelle). — Section des nerfs ciliaires en arrière du globe oculaire. — Anesthésie de la cornée et dilatation de la pupille. — Réunion par première intention de la plaie. — Pas de troubles cornéens. — Pas de lésion du fond de l'œil. — Conservation de la vue.

5 juin. Je pratique sur un jeune chien de chasse, de 5 mois, la section des nerfs ciliaires en arrière du globe oculaire, par le procédé décrit.

Pas d'hémorrhagie.

Suture de la plaie et des paupières.

Après l'opération, anesthésie de la cornée.

Dilatation de la pupille.

La conjonctive conserve sa sensibilité.

La plaie se réunit par première intention.

Au bout de cinq jours nous constatons que la cornée a perdu sa sensibilité, mais elle ne présente en aucun point des troubles de nutrition.

Cet état se continue et aujourd'hui l'animal, vigoureux et bien portant, se trouve dans l'état suivant :

Anesthésie presque complète de la cornée. Légère sensibilité en dedans et en bas.

Dilatation énorme et régulière de la pupille. La pupille ne réagit pas sous l'influence de la lumière.

La conjonctive et la membrane clignotante n'ont pas perdu leur sensibilité.

Il n'existe aucun trouble de la cornée.

La vision est conservée de ce côté.

M. le Dr Abadie ne constate à l'éclairage oblique aucune opacité du cristallin, ni de la cornée.

L'ophthalmoscope permet d'affirmer qu'il n'y a aucun trouble du fond de l'œil, légère gêne de la circulation de la papille, veines très-légèrement tuméfiées, pas d'hémorrhagie du fond de l'œil ni du corps vitré.

Exp. VII (Laboratoire de physiologie générale du Muséum d'histoire naturelle). — Section des nerfs ciliaires en arrière de l'œil. — Anesthésie et dilatation de la pupille. — Troubles de nutrition de la cornée.

8 juin. Je sectionne les nerfs ciliaires sur un chien épagneul de taille moyenne et jeune.

Section de la cornée et des paupières.

L'animal gratte sa plaie, défait le pansement et enlève ses sutures.

La plaie suppure.

Conjonctive très-intense.

Opacité diffuse de la cornée plus marquée à la partie externe, mais sans ulcération.

Anesthésie de la cornée.

Dilatation de la pupille.

Aujourd'hui, 2 août, la plaie suppure encore et n'est pas entièrement réunie. Conjonctivite.

Opacité diffuse de la cornée, en voie de résolution, qui ne permet pas de voir le fond de l'œil, ni de constater si l'animal a conservé la vision de ce côté.

Anesthésie de la cornée, dilatation de la pupille, hyperesthésie de la conjonctive.

Exp. VIII. (Laboratoire de la Sorbonne.) — Section partielle des nerfs ciliaires.

15 juin. Section, sur un très-jeune chien, des nerfs ciliaires en arrière du globe oculaire.

Après l'opération, anesthésie de la cornée en bas et en dedans.

Si l'on dirige le petit brin de paille dont on se sert pour explorer la sensibilité de dehors en dedans, dès qu'on atteint *le centre de la cornée*, la sensibilité devient très-vive. Cette expérience répétée plusieurs fois donne toujours très-nettement les mêmes résultats.

La pupille est irrégulièrement dilatée ; la dilatation est très-marquée en dehors.

La pupille réagit sous l'influence de la lumière en dedans.

La conjonctive a conservé sa sensibilité.

Les jours suivants, même état.

Réunion de la plaie par première intention.

Très-légère conjonctivite.

Pas de troubles cornéens.

La vision est conservée de ce côté.

Anesthésie de la cornée en dedans et en bas. Le centre de la cornée est sensible, ce qui nous démontre bien, ainsi que nous l'avons vu dans l'expérience I, que les nerfs de la cornée ont un trajet limité, et viennent se terminer exactement au centre de cette membrane.

A l'ophthalmoscope, on constate un trouble diffus du fond de l'œil. La circulation de la papille paraît gênée.

Exp. IX. (Laboratoire de M. Paul Bert à la Sorbonne). — Section partielle des nerfs ciliaires en arrière de l'œil. — Anesthésie partielle. — Dilatation partielle de la pupille. — Légers troubles cornéens.

Le 5 juillet, section des nerfs ciliaires.

Suture de la peau et de la conjonctive.

Le chien se gratte et détache ses sutures.

Anesthésie complète de la cornée. Dilatation de la pupille.

Les jours suivants, suppuration de la plaie. Conjonctivite très-intense. Liséré rouge périkératique. Trouble diffus de la cornée. Anesthésie de la cornée. Dilation de la pupille. Hyperesthésie de la conjonctive.

Aujourd'hui (1er août) la plaie bourgeonne et suppure abondamment ; conjonctivite très-intense.

Liséré rouge périkératique. Dilatation de la pupille. Anesthésie de la cornée qui paraît complète.

L'opacité de la cornée ne permet pas de savoir si le chien a conservé la vision de ce côté.

Nous croyons utile de rapporter ici l'expérience suivante de Claude Bernard. Dans cette expérience extrêmement intéressante, Claude Bernard (1) sectionne les nerfs ciliaires et constate des troubles de la sensibilité et de la cornée. — Il signale la fonte de l'œil.

Exp. X. — Section des nerfs ciliaires en arrière de l'œil. — Fonte purulente de la cornée et de l'œil. (Claude Bernard, 28 mars 1848.)

Sur un chien adulte j'ai mis les nerfs de l'œil à découvert. Le procédé consista à fendre en dehors de la peau de l'orbite, et à diviser le

(1) Claude Bernard. Leçons sur le système nerveux, t. II, 1858, p. 87.

muscle crotaphyte jusqu'au devant de l'oreille, à enlever par deux traits de scie l'arcade zygomatique ; à réséquer l'apophyse coronoïde de la mâchoire, puis disséquer les nerfs en étanchant le sang qui s'écoulait en abondance.

Après avoir isolé le nerf optique, je constatai que les nerfs ciliaires qui rampent dans le tissu cellulaire environnant le nerf optique sont sensibles.

Car après avoir dépouillé le nerf optique des nerfs ciliaires il était complétement insensible.

En coupant les nerfs ciliaires, j'ai constaté les phénomènes suivants du côté de l'iris : ayant d'abord coupé seulement les filets ciliaires situés sur le côté externe du nerf optique, j'ai vu la pupille se contractant après sous l'influence de la lumière, elle se resserrait partout excepté en dehors ; ce qui lui donnait alors une forme allongée transversalement. Chez les animaux qui ont la pupille disposée en long ou en travers cela tiendrait-il à ce que les nerfs ne se distribuent pas aux points de l'iris qui servent de commissure à la pupille ?

Après avoir coupé les nerfs ciliaires, je vis la cornée devenir subitement insensible et il me sembla aussi qu'elle devint aussitôt terne et sèche, comme cela a lieu après la section de la cinquième paire. D'où il résulterait que ces nerfs ciliaires ont une influence directe sur l'état de la cornée transparente.

L'animal guérit de cette opération, mais son œil fondit complétement, ce qui tient sans doute à la fois à la destruction des vaisseaux et à celle des nerfs.

Pour nous, cette belle expérience démontre l'influence du traumatisme opératoire sur l'état de la nutrition de l'œil. Nous ne considérons nullement la fonte de l'œil et de la cornée comme une conséquence de la lésion des nerfs ciliaires et des vaisseaux, puisque nos expériences nous démontrent que cette section pratiquée dans de certaines conditions s'accompagne de troubles insignifiants de la cornée. Si l'illustre physiologiste a observé, dans le cas précédent, des lésions aussi graves de l'œil, c'est que le traumatisme nécessaire pour arriver jusqu'aux nerfs ciliaires a été considérable (section du muscle crotaphyte, résection de l'arcade zygomatique et de l'apophyse coronoïde, dissection des nerfs avec écoulement de sang considérable). Une plaie suppurant pendant longtemps a dû succéder à ce traumatisme, retentissant d'une façon extrêmement fâcheuse sur l'œil et ainsi se trouve expliquée, d'après nous, la fonte de l'œil et de la cornée.

De ces expériences, il résulte nettement :

Que la section des nerfs ciliaires en arrière du globe oculaire amène une insensibilité *complète* de la cornée, lorsque ces filets sont sectionnés en grand nombre, *partielle* lorsque ces filets sont sectionnés partiellement.

L'insensibilité partielle s'étend jusqu'au centre de la cornée, ce qui indique que les filets ciliaires de la cornée ne parcourent qu'un trajet très-limité, conservant jusqu'au bout leur individualité anatomique et physiologique.

La pupille, après la section, se dilate et conserve son immobilité pendant très-longtemps.

Si la section des nerfs ciliaires est partielle, cette section s'accompagne d'une dilation partielle de la pupille qui, lorsqu'elle se contracte, prend une forme irrégulière.

La conjonctive conserve, dans la plupart des cas, sa sensibilité, ce qui indique que la plupart des filets ciliaires directs sont conservés. Ces filets sont, dans quelques cas, assez éloignés du nerf optique et l'instrument tranchant peut difficilement les atteindre.

La nutrition de la cornée et de l'œil continue à se faire régulièrement après la section de presque tous les nerfs ciliaires.

Les troubles cornéens sont pour nous une conséquence du traumatisme opératoire nécessaire pour aller à la recherche de ces nerfs. Dans l'expérience de Claude Bernard, ces troubles de la nutrition sont portés à leur summum parce que les désordres opératoires ont été considérables. Dans toutes nos expériences, les lésions cornéennes étaient accompagnées de suppuration, de non-réunion de la plaie, avec conjonctivite très-intense ; en un mot, *les désordres cornéens sont en raison directe de la plaie faite pour aller à la recherche des nerfs et du mode de réunion de cette plaie.* Dans nos expériences où la réunion s'est faite par première intention, les troubles cornéens ont été presque nuls; dans une de nos expériences même (expérience VI) ces troubles ont été absolument nuls, et on ne pourra pas nous objecter que les nerfs ciliaires n'ont pas été coupés dans ce cas, puisque la cornée est absolument insensible, la pupille dilatée.

Comme conclusion nous dirons donc : *la section des nerfs ciliaires en arrière de la cornée au point où le nerf optique vient perforer la sclérotique ne trouble pas la nutrition de l'œil et de la cornée. Les nerfs ciliaires ne sont pas des nerfs trophiques de l'œil et de la cornée.*

La section des vaisseaux qui entourent le nerf optique au point où ce nerf perfore la sclérotique, conséquence nécessaire de la section des nerfs ciliaires, ne paraît pas retentir sur la nutrition de l'œil. Le léger trouble de la circulation de la papille constaté à l'ophthalmolcospe paraît tenir à la lésion de ces vaisseaux. Il est certain que si l'on s'éloignait du globe oculaire et si on pratiquait la section des vaisseaux et des nerfs plus en arrière, à 1 centimètre au point où pénètre l'artère centrale de la rétine, il en résulterait des troubles graves du côté de la nutrition du nerf optique.

L'absence de lésions constatées à l'ophthalmoscope, la conservation de la vue chez nos animaux, démontre ce fait important qui pourra peut-être être utilisé chez l'homme, c'est qu'on peut priver le nerf optique, à son entrée dans l'œil, de ses nerfs ciliaires, de ses vaisseaux, sans qu'il en résulte des troubles bien sérieux du côté de la vision. La papille peut continuer ses fonctions, la gêne de la circulation est très-légère et l'atrophie n'a été notée dans aucune de nos observations, bien que dans certaines de nos expériences notre instrument tranchant ait lésé la gaîne du nerf optique et que quelques-unes des fibres, les plus superficielles, aient été détruites.

Nous publierons plus tard le résultat complet de nos expériences, et nous attendrons un certain temps afin de savoir s'il se produit dans cinq, six mois des troubles du côté de la papille, si les nerfs ciliaires se régénèrent et si la sensibilité cornéenne revient.

§ 4. — *Section du nerf optique et des nerfs ciliaires en arrière de l'œil.*

M. le Dr Boucheron qui a pratiqué cette section chez les animaux un très-grand nombre de fois, nous a communiqué les très-intéressantes expériences suivantes :

Expérience I (Boucheron).—Section des nerfs optique et ciliaires en arrière de l'œil (chien).— Pas de troubles trophiques de la cornée.—Anesthésie complète de la cornée restée transparente. — Conservation du globe oculaire. — Durée de l'expérience, trois mois. — Autopsie. — Examen histologique par M. Poncet (de Cluny).— Observation complète.

Opération. — Entre le muscle droit supérieur et le muscle droit externe, en arrière du plexus veineux de Schlemm, je coupe avec des ciseaux courbes la conjonctive et la capsule de Ténon. Je pénètre entre l'œil et la capsule en arrière de l'œil, à travers le muscle conoïde. Je dégage l'hémisphère postérieur de l'œil, par refoulement des parties molles. Le nerf optique est senti comme une corde un peu dure, il est saisi entre les mors des ciseaux et sectionné. Les ciseaux promenés sur l'hémisphère postérieur déchirent ce qui aurait pu rester du paquet vasculo-nerveux. Puis l'hémisphère postérieur de l'œil est attiré en avant pour pouvoir vérifier que la section des nerfs ciliaires est complète. Une hémorrhagie assez considérable se produit en arrière de l'œil et détermine une saillie du globe en avant.

Anesthésie complète de la cornée. — Dilatation pupillaire.

A l'ophthalmoscope, on voit après quelques minutes que les *veines se vident* au niveau de la pupille, tandis qu'elles restent pleines de sang dans la partie rétinienne de leur parcours.

1er juin. La cornée est transparente, insensible, chambre antérieure profonde, pupille-très contractée, punctiforme, secrétion muco-purulente de la conjonctive; le chien très-bien portant.

Le 2. Toute la région périkératique est rouge, gonflée, en état de chémosis.

Le 3. Cornée toujours transparente quoique insensible, chémosis moins volumineux, état local et général excellent.

Les jours suivants, même état de l'œil; la plaie se cicatrise peu à peu, la sécrétion muco-purulente se tarit. Pas le *moindre trouble trophique cornéen.*

Le 15. Guérison complète de la plaie. Cornée toujours insensible et transparente. Quelques vaisseaux radiés se montrent vers la partie externe de la cornée. Pupille resserrée : 3 ou 4 millimètres de diamètre.

L'animal reste en observation. Rien de remarquable ne se produit.

17 août. L'œil est parfaitement conservé. La cornée insensible est irritée par un cil dévié, et malgré cette irritation permanente elle reste transparente. Cependant, de temps en temps, on voit se creuser dans l'épithélium cornéen de petites cavités transparentes qui se comblent en quelques jours. Il est vrai que l'alimentation est très défectueuse. Le tapis bleuâtre et doré du fond de l'œil est apparent à distance. A l'ophthalmoscope, il n'y a plus de papille, elle est remplacée par un petit disque blanc grisâtre. Plus de vaisseaux rétiniens. Aucun changement apparent dans la choroïde, le corps vitré et le cristallin. La tension intra-oculaire est normale, plutôt plus forte que la normale. L'iris immobile, pupille moyennement dilatée, 6 millimètres de diamètre. Cette pupille ne se resserre pas par l'ésérine.

Le 20. L'œil est toujours parfait. La pupille très-dilatée, 10 millimètre de diamètre. L'iris est immobile, il n'est influencé ni par la lumière, ni par l'émotion, ni par les mouvements de l'iris du côté opposé. L'ésérine contracte la pupille au maximum, l'atropine instillée ensuite la dilate complétement, mais pas plus qu'elle n'est dilatée en son état habituel.

Le 30. Après une dernière constatation de l'insensibilité de la cornée, et au contraire de la sensibilité exquise des cils, de la peau, de la paupière, de la conjonctive, ce qui a permis le clignement pendant tout le cours de l'expérience, le chien est tué par section du bulbe.

Les différents nerfs qui se rendent à l'œil, et l'œil lui-même, sont soumis à l'action d'un courant induit assez fort (bobine à charriot).

L'œil sain étant compris entre les deux électrodes, la pupille se dilate.

Dans l'œil opéré, la pupille qui venait d'être contractée par l'ésérine s'était dilatée au moment de la mort. Sous l'influence du courant elle se dilate encore faiblement. Les fibres radiées de l'iris placées sous les électrodes sont excitées plus activement et la pupille devient ovalaire.

Les nerfs sympathiques et pneumogastriques (réunis chez le chien) sont mis à découvert et excités par le courant induit. Du côté sain, l'iris se dilate; du côté opéré, rien.

Aucune communication n'existe donc plus entre le sympathique cervical et l'œil opéré.

L'anesthésie de la cornée, tant de fois constatée avant la mort, indique bien l'interruption dans les nerfs sensitifs.

Le nerf moteur oculaire commun, constricteur pupillaire, n'a pas été excité.

Autopsie.— Du côté de l'œil sain, le nerf optique, sous forme d'un cordon assez rigide, sert de soutien aux nerfs et aux artères ciliaires; il est le tuteur du paquet vasculo-nerveux de l'œil.

Du côté de l'œil opéré le paquet vasculo-nerveux est coupé au ras de la sclérotique; la cicatrice encore colorée par les restes du pigment sanguin épanché lors de la section, englobe les nerfs optiques et ciliaire dans un tissu cellulaire dense, fibreux. Dans ce magma confus de tissu cicatriciel il est impossible que les filets nerveux ciliaires se rejoignent bout à bout : de sorte que s'il se produisait une régénération des nerfs sur un sujet jeune, cette régénération resterait inutile par l'isolement et la séparation des petits nerfs ciliaires dans la masse de la cicatrice.

Les deux yeux plongés dans le liquide de Muller ont été confiés aux mains habiles de M. Poncet (de Cluny), dont la haute compétence en histologie oculaire s'est manifestée par de si remarquables travaux.

Voici la note qu'il a bien voulu nous donner sur l'œil de notre animal :

« Examen de l'œil sur lequel avait été pratiquée la section du nerf optique et des nerfs et artères ciliaires, par M. Poncet (de Cluny). »

Nerfs ciliaires. — Complétement atrophiés, les cellules plates du tissu interstitiel sont très-bien conservées. Les noyaux de la gaîne de Schwann forment, avec ce qui reste de la fibre nerveuse, c'est-à-dire la partie conjonctive, et *peut-être* le cylindre axe, de longues fibres à renflement.

Ce renflement, qui est le noyau de la gaîne, est sur plusieurs points à nucléoles multiples.

C'est là l'aspect général d'un filet nerveux. Cependant, au milieu de ces fibres atrophiées et entièrement privées de myéline, soit uniformément disposée, soit irrégulière, j'ai constaté dans plusieurs parties l'existence de fibres nerveuses parfaitement constituées, avec cylindre axe et myéline, absolument comme dans une fibre saine. Il y a donc sur ce point régénération absolue et parfaite.

Je n'ai pu examiner l'état du plexus ciliaire.

Rétine. — Cette rétine qui avait paru saine à l'ophthalmoscope est complétement atrophiée et criblée de pigment. L'atrophie est caractérisée par la disparition complète des fibres du nerf optique, des cellules et des bâtonnets ou cônes. La rétine est réduite à 1/4 de son épaisseur et essentiellement constituée par du tissu de névroglie à beaux noyaux, disposé en un lacis des plus irréguliers.

Sur des préparations plates, ce réseau de névroglie est entremêlé de cellules pigmentées, disposées en très-grande quantité, soit le long des vaisseaux, soit en groupes irréguliers. Le pigment choroïdien a donc imprégné le protoplasma des éléments cellulaires de la rétine atrophiée.

Sur les coupes perpendiculaires, nous retrouvons la même disposition, mais il est aisé alors de reconnaître que le pigment a traversé la rétine et a pénétré dans le corps vitré. Celui-ci au contact de la limitante interne, offre de nombreuses cellules à double noyau. Il y a donc ici inflammation proliférative et état fibreux du corps vitré.

Les vaisseaux de la rétine contenaient des globules sanguins.

Papille et nerf optique. — La papille est atrophiée. Elle est essentiellement composée de tissu fibreux et n'offre plus trace de filets nerveux, pas même de myéline à l'état granuleux. Ce tissu fibreux est criblé de pigment venu de la choroïde ; il n'y a plus de reliquat hémorrhagique, c'est du pigment des cellules polygonales. Beaucoup de petits vaisseaux nouveaux dans cette cicatrice.

Le bout supérieur du nerf optique est séparé du bout central par un tissu conjonctif, disposé transversalement et perpendiculaire aux travées conjonctives du nerf.

L'extrémité centrale présente sur une minime étendue une hypertrophie du tissu interstitiel, une vascularisation anormale, puis elle recouvre son aspect normal sans atrophie à noter.

Iris et choroïde. — Du côté de l'iris et de la choroïde il n'y a rien à noter. La trame connective est normale en arrière, pas de prolifération ni d'atrophie.

L'iris est moins riche en vaisseaux, mais il n'y a pas de desquamation du pigment. Pas d'atrophie ni de dégénérescence des fibres musculaires.

En résumé, cette section a produit surtout une atrophie de la rétine, avec pigmentation par les éléments choroïdiens épithéliaux, et un commencement d'inflammation du corps vitré, attribuable (selon moi) à la migration du pigment choroïdien à travers cette membrane nerveuse atrophiée.

Exp. II (Boucheron). — Lapin blanc, œil noir. — Section des nerfs optiques et ciliaires en arrière de l'œil. — Anesthésie complète de la cornée. — Troubles trophiques cornéens. — Guérison des troubles trophiques. — Restauration de la transparence de la cornée. — Cataracte. — Conservation de l'œil. — Durée de l'expérience, quatre mois.

1er juin. L'opération se fait à peu près comme chez le chien. Pénétration des ciseaux courbes sous la conjonctive et la capsule jusque derrière l'œil (en passant entre le muscle droit supérieur et postérieur.) Dégagement de l'hémisphère postérieur.

Section du paquet vasculo-nerveux et dégagement complet de l'hémisphère postérieur, pour ne laisser intact aucun nerf ciliaire. (Sur le lapin, les nerfs et artères ciliaires sont placés sur une ligne à peu près horizontale s'étendant de 1|2 centimètre de chaque côté de l'insertion du nerf optique à l'œil.). Hémorrhagie légère. Insensibilité complète de la cornée. Sensiblilité exquise des cils. Clignement à chaque attouchement des cils.

Le 3. Cornée insensible, troubles trophiques caractérisés par une opacification blanc bleuâtre diffuse de toute la cornée. La réaction opératoire est peu intense. L'état de la plaie est excellent, l'état général très-bon.

Les jours suivants, l'opacité diffuse de la cornée s'accentue davantage, elle est plus épaisse et paraît occuper toute l'épaisseur et toute la surface de la cornée. La région périkératique devient d'un rouge vermillon par le développement des vaisseaux. Ceux-ci ne tardent pas à s'avancer sur la cornée qu'ils envahissent bientôt tout entière.

Le 6. L'opacité diminue et la rougeur périkératique et kératique moins vive. L'opacité décroît rapidement et le 15 juin la cornée est tout à fait transparente. Mais elle est encore couverte d'une foule de petits vaisseaux radiés qui s'avancent à peu de distance de la cornée. On aperçoit distinctement que le cristallin est devenu complétement opaque.

Plus tard les vaisseaux cornéens ont disparu, la cornée est restée très-transparente, mais la cataracte a persisté. L'anesthésie cornéenne est restée complète. L'œil parfaitement conservé.

L'animal fut gardé jusqu'à sa mort qui arriva quatre mois après le début de l'expérience par suite de phthisie.

Cette expérience est le type de celles qu'on observe chez les lapins vigoureux. Toujours, chez les lapins, nous avons observé les troubles trophiques cornéens, le développement des vaisseaux cornéens et l'apparition d'une cataracte.

Chez le chien et le chat, au contraire, la section des nerfs ciliaires ne produit pas de troubles trophiques ni de cataracte.

Exp. III (Boucheron).—Chat gris. —Section des nerfs optique et ciliaires. — Insensibilité cornéenne. — Disparition des vaisseaux rétiniens. — Pas de troubles trophiques de la cornée. — Pas de cataracte.— Conservation parfaite de l'œil.

L'opération a lieu pendant la chloroformisation. Introduction des ciseaux entre le muscle droit supérieur et droit externe, sous la conjonctive et la capsule. Le nerf optique est senti comme une corde. Section d'un coup de ciseaux. L'iris se dilate au maximum : les ciseaux promenés derrière l'œil ne rencontrent plus d'obstacle. A peine quelques gouttes de sang. Légère saillie de l'œil. Les vaisseaux rétiniens presque vides de sang.

La pupille reste dilatée, tandis que l'autre se resserre sous l'influence de la lumière. La cornée est complétement insensible.

28 août. Pas de troubles trophiques, l'œil est magnifique, la cornée insensible, la pupille dilatée, mais un peu moins qu'après l'opération.

La guérison de la plaie s'effectue en quelques jours. L'opération a très-bien réussie.

15 septembre. Même insensibilité cornéenne, dilatation pupillaire. Globe oculaire intact. A l'ophthalmoscope on ne trouve plus trace de vaisseaux rétiniens. La pupille est transformée en un disque blanchâtre et terne.

L'animal meurt de consomption plus de trois mois après l'opération avec son œil intact.

Nous avons très-souvent répété ces expériences et, dans presque tous les cas, la cornée et l'œil n'ont subi aucun trouble sérieux de la nutrition. Il nous suffira de citer une d'elles.

Expérience IV.

Laboratoire de M. Paul Bert, à la Sorbonne.

Le 5 juin, je sectionne sur un chien, jeune est vigoureux, le nerf optique et les nerfs ciliaires en arrière de l'œil.

J'examine, après avoir retourné l'œil, le pôle postérieur et je sectionne dans une assez grande étendue les vaisseaux et les filets nerveux qui se présentent.

Je replace l'œil dans la cavité orbitaire, anesthésie complète de la cornée. Dilatation énorme de la pupille.

Pas d'hémorrhagie. Pas de propulsion de l'œil en avant.

Suture des paupières.

Au troisième jour, j'examine la cornée, qui est transparente, on constate cependant en un point une légère teinte blanchâtre ; je replace des sutures.

Au dixième jour, pas de troubles de la cornée.

Anesthésie complète de la cornée. Toute rougeur conjonctivale a disparu.

Aujourd'hui (2 août), la cornée est très-transparente et insensible ; la pupille est dilatée, le globe oculaire paraît très-légèrement atrophié.

Dans deux cas où notre instrument tranchant a perforé la sclérotique, nous avons eu des accidents assez sérieux. Dans l'un de ces cas (laboratoire de M. Paul Bert à la Sorbonne), la cornée s'est ulcérée, il y a eu issue du cristallin, il en est résulté un moignon assez régulier absolument indolore; dans l'autre (laboratoire de physiologie générale au Muséum d'histoire naturelle), nous avons eu une fonte complète de l'œil. Aujourd'hui l'animal est presque entièrement guéri.

Nous n'avons jamais eu à noter chez le chien d'hémorrhagie sérieuse à la suite de cette opération.

Les troubles de la cornée avec perforation, que l'on observe quelquefois à la suite de la section du nerf optique et des nerfs ciliaires, surviennent quand l'animal est indocile, se gratte et défait ses sutures. La suture des paupières permet d'éviter presque complétement les troubles cornéens.

Lorsque du sang s'accumule en arrière de l'œil et ne peut s'écouler à l'extérieur, il peut en résulter une compression fâcheuse avec sphacèle consécutif et fonte purulente de l'œil (Boucheron). Nous croyons que l'on peut, chez l'animal de même que chez l'homme, se mettre à l'abri de cet accident, en faisant à la conjonctive une large ouverture avec section musculaire, qui permet au sang, dans le cas d'hémorrhagie, de s'écouler facilement.

De ces expériences nous pouvons conclure : La section du nerf optique, des nerfs et vaisseaux ciliaires en arrière du globe oculaire chez les animaux est facile.

Elle ne s'accompagne pas de troubles trophiques sérieux.

Les troubles observés sont une légère atrophie, une opacité de la cornée et, dans quelques cas, ulcération de cette membrane.

Les accidents de cette opération (hémorrhagie, fonte de l'œil) sont rares.

Ils sont dus en grande partie à des conditions étrangères à l'opération et peuvent être facilement évités.

La suture des paupières permet d'éviter presque tous les troubles de la cornée.

§ 5. — *Expériences sur la section des nerfs de la cornée chez les animaux.*

Voici le résultat des belles expériences que M. le professeur Ranvier (1) vient de pratiquer chez le lapin.

« Chez le lapin, dit M. Ranvier, les nerfs pénètrent dans la cornée au niveau de son bord, en avant de la moitié de son épaisseur. Les plus gros sont les plus profonds ; les plus petits, les plus superficiels. Tous se divisent et se subdivisent dichotomiquement ; ils se dirigent vers le centre de la membrane, en se rapprochant de sa surface, où ils

(1) Ranvier. — Académie des sciences, séance du 25 mai 1879.

concourent à la formation d'un grand plexus nerveux, plexus terminal des auteurs......

Je ferai remarquer d'abord que l'on peut utiliser la situation des nerfs à leur entrée dans la cornée ou dans leur trajet ultérieur pour en faire la section, sans diviser complétement la membrane qui les contient, sans ouvrir, par conséquent, la chambre antérieure de l'œil. Pour atteindre ce résultat, j'ai fait usage d'un bistouri à lame cachée dont je pouvais faire saillir la pointe d'une quantité déterminée. Cet instrument étant réglé de manière que son extrémité tranchante fût dégagée dans une longueur correspondant à la moitié de l'épaisseur de la cornée sur laquelle je voulais agir ; je suis arrivé facilement, en le manœuvrant comme un scarificateur, à sectionner les nerfs de n'importe quelle région de cette cornée, tout en ménageant ses couches profondes.

A. J'ai fait d'abord, chez un lapin, une incision circulaire complète de la cornée, au niveau même de sa circonférence. Tous les nerfs ont été coupés; la membrane est devenne absolument insensible. Aujourd'hui, après neuf semaines, elle est toujours insensible, elle est parfaitement transparente et elle ne présente pas la moindre ulcération.

B. Chez d'autres lapins, j'ai pratiqué des sections circulaires portant sur une portion seulement de la circonférence de la cornée, le tiers de celle-ci, par exemple. La conséquence de l'opération a toujours été une paralysie du secteur de la cornée correspondant à l'arc formé par l'incision. L'insensibilité s'est constamment étendue jusqu'au centre de la membrane. Au niveau des rayons limitant le secteur paralysé, la ligne de démarcation de la sensibilité a été parfois un peu sinueuse, ce qui s'explique par de légères déviations que montrent souvent les nerfs à leur entrée dans la cornée. Aujourd'hui, neuf semaines après l'opération, chez un de ces lapins qui a été conservé dans le but d'étudier le retour de la sensibilité, les limites de la zone paralysée n'ont pas encore changé.

C. Daus une troisième série d'expériences, j'ai fait des incisions rectilignes de la cornée, passant à des distances variables de son centre. Toujours la sensibilité est demeurée intacte dans le plus petit segment, tandis que dans l'autre il s'est produit une paralysie limitée à une zone comprise entre le centre de la cornée et l'incision. Dans une de ces expériences, l'incision rectiligne, oblique de haut en bas, et d'arrière en avant, passait à 1 millimètre seulement du centre de la membrane; il se manifesta encore une paralysie, mais dans une région extrêmement limitée, comprise entre ce centre et l'incision.

De ces expériences on peut tirer les conclusions suivantes :

1° La nutrition de la cornée contribue à se faire régulièrement après que l'on a supprimé tous les nerfs qui s'y rendent (exp. A). Il n'y a donc pas de nerfs trophiques dans la cornée. Cette première conclusion est celle à laquelle Snellen était arrivé par son ingénieuse expérience : oreille fixée au-devant de l'œil après la section intra-crânienne de la cinquième paire.

2° Les fibrilles nerveuses qui entrent dans la constitution du plexus terminal de la cornée n'y parcourent qu'un trajet très-limité pour se rendre à leur terminaison ultime, et elles conservent jusqu'au bout leur individualité physiologique et anatomique. Elles forment donc bien un plexus, et non pas un réseau (exp. B et C).

3° La disposition plexiforme des nerfs de la cornée ne paraît pas avoir une signification fonctionnelle comme celle de certains plexus nerveux qui sont placés sur le trajet des nerfs moteurs. Cette disposition paraît être uniquement relative à la transparence de la cornée. En effet, l'appareil d'innervation de cette membrane se trouve ainsi réparti d'une façon tellement égale dans ses parties, que, malgré sa richesse, il n'en trouble pas sensiblement l'homogénéité.

4° Les nerfs de la cornée sont des nerfs de la sensibilité générale. Leur fonction qui consiste à avertir l'animal et à l'amener à protéger efficacement son œil contre toute action vulnérante n'est cependant pas indispensable. C'est une fonction de luxe, pour ainsi dire, puisque, la cornée étant insensible, l'animal la protége encore en profitant des avertissements qui lui sont donnés par la conjonctive et les paupières restées sensibles (exp. A). »

De ces expériences nous retiendrons surtout le fait suivant, en accord parfait avec le résultat de nos recherches sur la section des nerfs ciliaires en arrière de l'œil, c'est « que la section des nerfs de la cornée ne trouble nullement la nutrition de cette membrane. »

M. le professeur Ranvier a eu l'extrême obligeance de me laisser examiner ses lapins ; sur la plupart l'anesthésie persiste avec intégrité parfaite de la cornée, bien que la section nerveuse ait été pratiquée, il y a cinq à six mois. Sur un de ces lapins la sensibilité semble cependant revenir.

CHAPITRE IV.

DU RÔLE DES NERFS CILIAIRES DANS QUELQUES AFFECTIONS OCULAIRES.

Les nerfs ciliaires, ainsi que nous l'avons vu dans la partie anatomique de notre travail, sont les nerfs qui distribuent la sensibilité à la région ciliaire, à l'iris, à la cornée et à la conjonctive. Que ces nerfs viennent à être déchirés, tiraillés, que le tissu qui les contient vienne à s'altérer, des douleurs très-vives se montrent. C'est ainsi que s'expliquent les douleurs de l'iritis, les névralgies de *la région ciliaire*, ces cas si souvent rebelles de moignons douloureux avec irradiations dans tout le domaine du triju-meau. Ce sont bien évidemment les nerfs ciliaires qui sont les conducteurs de la sensibilité, et nous n'insisterons pas davantage sur la démonstration d'un fait aujourd'hui admis par tous les ophthalmologistes.

L'accord entre les auteurs au sujet du rôle des nerfs ciliaires dans la propagation de l'ophthalmie sympathique est loin d'être aussi parfait.

Pour Mackensie (1), la transmission de l'ophthalmie sympathique se ferait tantôt par le nerf optique, tantôt par les vaisseaux et les nerfs ciliaires.

En 1849, Tavignot (2) présente une description de l'iri-

(1) Mackensie. Traité des maladie des yeux, p. 421, traduit par Laugier, 1844, avec addition, page 21, d'une observation personnelle recueillie en 1843.

(2) Tavignot. — Iritis sympathique. Gazette des hôpitaux de Paris, 1849, n° 124, p. 496.

tis sympathique dans la *Gazette des hôpitaux*. Il ne croit pas, comme Mackensie, à la nécessité d'une rétinite dans l'œil blessé pour causer des accidents dans l'autre côté. Il fait de cette espèce d'iritis, dont, à ses yeux, la gravité a été exagérée, un glaucome névralgique aigu, c'est une *névralgie ciliaire* sympathique qui produit d'abord une congestion, puis une inflammation.

H. Muller (1) est le premier auteur qui reconnut l'importance très-grande des nerfs ciliaires dans le développement de l'ophthalmie sympathique.

Examinant un œil phthisique extirpé à cause d'affection sympathique de son congénère, H. Muller trouva ces nerfs plus pâles, ayant perdu une partie de leur moelle. « On voyait, dit cet auteur, tous les degrés de transition des fibres ordinaires à doubles contours, à celles qui ressemblent à de simples cylindres d'axe. » Si l'on considère qu'on trouve aussi à l'état normal des nerfs ciliaires très-pauvres en substance médullaire, on peut conclure de ces faits anatomiques que la conductibilité de ces nerfs devait être plus ou moins intacte.

De même que Muller, Arnold Pagenstecher (2) est frappé de l'état relativement sain qu'offrent les nerfs du corps ciliaire.

Dans un œil énucléé pour une affection sympathique de son congénère, Pagenstecher trouve les nerfs ciliaires à peu près normaux.

Le stroma de la choroïde montrait une prolifération énorme de cellules de nouvelle formation, s'étendant le long des vaisseaux et des nerfs ciliaires. Ce processus phlegmasique pouvait avoir donné lieu à une irritation continue des nerfs ciliaires.

(1) H. Muller. Archiv f. ophth., IV, t. I, p. 367.
(2) A. Pagenstecher. Klinische Beobachtungen. Wiesbaden, 1862, p. 75.

Vincent Czerny (1), sur un œil atteint d'une irido-choroïdite qui avait entraîné une iridocyclite maligne de l'autre œil, trouva les nerfs ciliaires qui paraissaient intacts, avec des tubes pâles, en parties dépourvus de myéline; leur gaîne offrait des noyaux en plus grande abondance; autour d'eux une énorme prolifération des cellules de la choroïde formant un amas qui sans doute provoquait des phénomènes d'irritation continue.

Plus récemment, Goldzieher (2) a aussi décrit des lésions des nerfs ciliaires se rattachant à la névrite. Dans son observation, il existait des cellules rondes, fusiformes ou pigmentaires, accumulées dans les gaînes des filets nerveux; elles pénétraient même dans les tubes, où de nombreux noyaux pressés les uns contre les autres dissociaient les fibrilles qui d'ailleurs conservaient leur aspect normal. Sur certains points du névrilème, les cellules formaient de véritables nodules dont la masse comprimait les tubes au point d'y exercer une dépression en forme de godet. Goldzieher s'appuie sur ce fait pour admettre que les nerfs ciliaires sont le point de départ des excitations pernicieuses.

Avec un grand nombre d'auteurs, nous admettons en outre que ce sont presque exclusivement les parties dépendantes du système nerveux ciliaire (iris, corps ciliaire, choroïde) qui, par leur altération, entraînent l'ophthalmie sympathique.

De toutes les blessures de l'œil, les plus graves sont celles de la région ciliaire. L'enclavement du corps ciliaire et de l'iris, l'iridorésis s'accompagnent très-souvent de retentissement sympathique.

(1) Vincent Czerny. Bericht uber die Wiener Augenklinik. Wien, 1867, p. 181.

(2) Goldzieher. Klinische Monatsblatter fur Augenheilkunde, t. XV, p. 406.

Les blessures du cristallin, la luxation du cristallin s'accompagnent aussi très-souvent d'accident, en raison des lésions et des contusions de la région ciliaire.

La conductibilité des nerfs ciliaires primitivement affectée a été du reste aussi démontrée par l'examen clinique. M. de Græfe a trouvé que les yeux blessés et susceptibles d'engendrer des affections sympathiques présentent une grande sensibilité, au moins d'une partie de la région ciliaire. Cette sensibilité, que l'on reconnaît facilement en promenant un stylet sur la région du corps ciliaire, paraît être un symptôme constant; M. Mooren ne l'a jamais vu faire défaut, nous l'avons très-souvent constatée, et elle se trouve signalée dans un grand nombre de nos observations.

La douleur si vive, spontanée ou provoquée, les recrudescences douloureuses des vieux bulbes atrophiés ne démontrent-elles pas la réalité de la névrite ciliaire?

D'autres rameaux que les ciliaires, dépendant du trijumeau, ne peuvent-ils pas produire des accidents de sympathie *absolument semblables* à ceux observés dans les lésions des nerfs ciliaires? Nous possédons aujourd'hui plusieurs observations où une blessure des rameaux du frontal a déterminé d'abord des troubles de l'œil voisin, puis une ophthalmie de l'œil du côté opposé.

Quant à l'influence du nerf optique sur la propagation de l'ophthalmie sympathique, malgré les opinions de Mooren, de Berlin (1), de Alt, de New-York, elle compte aujourd'hui peu de partisans.

(1) Mooren (Albert). Sympathische Erkanken. Opth. Beobacht., p. 143, 151, 154, 160. Berlin, 1867, et Ann. d'oculist., t. LVIII, p. 291.

Id. — Ueber sympathische Gesischtsstorungen. Berlin, 1869, traduction française, p. 159, de Lebeau. Liége, 1870, et Annales d'oculistique, t. LXII, p. 274.

Mooren s'appuie sur deux observations pour démontrer l'influence du nerf optique pour la propagation de l'ophthalmie sympathique.

Il cite un cas où il vit survenir à la suite d'une contusion du nerf optique, dans une extirpation de l'œil, des accidents sympathiques. Mais ce fait prouve-t-il que le nerf optique a été contusionné seul? Comment ne pas admettre que dans ce cas les nerfs ciliaires si rapprochés du nerf optique, intimement unis même, d'après Sappey, à la gaîne du nerf optique, n'ont pas été blessés en même temps que le nerf optique.

D'autres observations, où les accidents éclatèrent à la suite de l'irritation causée par un œil artificiel, n'ont pas une grande valeur.

Pourquoi Mooren incrimine-t-il le nerf optique plutôt que les ciliaires qui lui sont juxtaposés?

Les recherches de Alt (1) ne nous paraissent pas plus concluantes : dans ses dissections d'yeux énucléés pour troubles sympathiques, il a reconnu que, 79 fois sur 100, le bulbe enlevé présentait des altérations de la rétine et du nerf optique. Il conclut de ces faits que ce nerf a de l'influence dans la transmission des accidents ; d'autant plus, ajoute-t-il, que 16 fois seulement sur 100 il a pu noter des lésions des nerfs ciliaires. Mais dans ces cas toutes les membranes profondes sont atteintes, la lésion a envahi successivement le nerf optique, la rétine, les nerfs ciliaires; les arguments de Arlt ne nous paraisssent pas sérieux et ils n'enlèvent rien à la théorie.

De tous ces faits, nous pouvons donc conclure, en di-

(1) Alt (Adolphe). De la névro-rétinite sympathique. Congrès d'ophthalmologie de New-York, 1876. Annales d'oculistique, juillet et août 1871, p. 71, et Sympathetic ophthalmia (Archives of ophth. and otol., vol. V, n° 3 and 4, p. 395, 478, et Ophth. Hosp. Rep., decemb. 1877, p. 252

sant avec presque tous les ophthalmologistes : *Ce sont les nerfs ciliaires qui sont les principaux agents de la transmision dans l'ophthalmie sympathique.*

Que l'irritation se réfléchisse dans les centres sur les vaso-moteurs de l'œil sain (Tavignot, Rondeau, etc.) ; que la réflexion se fasse au niveau du bulbe ou des ganglions; que les voies de transmission centrifuges soient les filets du plexus carotidien et la racine végétative qu'il donne au ganglion ophthalmique, soit même des fibres vasculaires (F. Franck) propres au trijumeau du coté opposé; que la propagation se fasse grâce à la névrite ascendante (Vulpian, Charcot, Reclus, Goldzieher), peu nous importe; il nous suffit de savoir que le point de départ des accidents de l'ophthalmie sympathique se *trouve dans l'irritation des nerfs ciliaires.*

Cette conclusion importante nous servira à discuter plus loin la valeur de la névrotomie dans le traitement de l'ophthalmie sympathique.

CHAPITRE V.

OBSERVATIONS

1° *Section intra-oculaire des nerfs ciliaires.*

Observation I.

Synéchie postérieure. — Occlusion pupillaire. — Phénomènes douloureux. — Phénomènes sympathiques. — Guérison par la névrotomie et la myotomie intra-oculaire. —Par James Nose Solomon (1).

Sarah C..., âgée de 60 ans, fut reçue à l'hôpital le 1er mai, présentant les symptômes suivants :

Du côté de l'œil gauche la pupille est contractée, la cornée est opaque, l'iris est adhérent, la perception lumineuse a disparu depuis huit mois. Il existe des douleurs très-vives depuis un an.

Du côté de l'œil droit, la vision a considérablement diminué depuis un an, et depuis cinq semaines la malade est incapable de lire.

Le 1er mai, je pratique une large névrotomie des nerfs ciliaires gauches, et trois jours après la vision de l'œil droit était redevenue aussi bonne qu'avant l'attaque d'irido-choroïde de l'œil droit.

Observation II.

Cas de névrose sympathique guérie radicalement par la névrotomie ciliaire, par R. Secondi (2). — Extrait par le Dr Ch. Delstanche.

Le nommé Peters (Jean), ouvrier tourneur en fer, doué d'une con-

(1) James Nose Solomon. An experimental inquiry into the value of incision of ciliary muscle. Medical Times and Gazette, 1861, p. 327.

(2). R. Secondi. — Giornale d'ophth. italiano. 1879, 1er fascicule et Ann. d'oculistique, t. LX, p. 86 et t. LXIX, p. 136.

stitution robuste et âgé de 32 ans, a perdu l'œil gauche depuis 1865, à la suite d'une blessure, avec présence d'un corps étranger dans le bulbe, qui provoqua une panophthalmie suppurative fort grave. On put adapter plus tard sur le moignon un œil artificiel, qui fut parfaitement supporté pendant dix mois, sans qu'aucun trouble consensuel ne se manifestât du côté de l'œil droit.

Quatre ans s'étaient écoulés lorsque, le 28 novembre 1857, un petit fragment de fer, gros comme la tête d'une épingle, vint heurter violemment l'œil droit et s'implanter à la surface de la cornée. Deux jours après le corps étranger fut extrait par les compagnons de travail de Peters. Celui-ci avait ressenti au moment de l'accident une douleur forte, lancinante, continue, à la région des nerfs supérieurs de l'orbite. La fonction de la vue ne présente aucune altération pendant quatre jours, mais à partir de ce moment le malade ne peut plus fixer attentivement de petits objets sans réveiller aussitôt la douleur décrite plus haut, accompagnée du tremblement musculaire avec spasme de l'orbiculaire, de larmoiement et de diminution du pouvoir visuel.

Ces phénomènes se calmaient peu à peu par le repos, sans disparaître toutefois entièrement. L'intolérance pour la lumière obligea le malade à se munir de lunettes à verres colorés.

Le 20 janvier, lors de son admission à la clinique de Gênes, l'examen auquel il fut soumis démontra la présence d'un spasme double des paupières, s'aggravant sous l'influence de la lumière. En tenant forcément écartées les paupières on constatait un état spasmodique du muscle droit supérieur. Le spasme était moins prononcé du côté du moignon.

L'œil droit ne présentait aucune anomalie, si l'on excepte une cicatrice superficielle, semi-transparente, ayant 1 millimètre en étendue, et située à la partie inférieure et interne de la cornée.

La pupille, quoique contractée, réagissait rapidement sous l'influence alternative de l'ombre et de la lumière.

La pression digitale aux points de sortie des nerfs supérieurs de l'orbite provoquait, surtout à gauche, le blépharospasme. La vision était plus pénible à distance que de près, et suscitait bientôt les symptômes névralgiques déjà décrits.

Aucune altération ne fut révélée par l'examen ophthalmoscopique dans les membranes profondes de l'œil, ni dans les milieux dioptriques. La réfraction était normale.

Le moignon gauche présentait une cicatrice centrale réticulée; toute trace de cornée avait disparu. Il était blanc, de forme quadrangulaire; les tissus qui l'entouraient étaient physiologiques.

La moindre pression exercée sur le moignon à l'aide d'un stylet dans l'espace compris entre le muscle droit supérieur et l'externe était très-douloureuse et provoquait l'apparition des phénomènes spasmodiques et douloureux dont nous avons parlé plus haut. Une forte pression déterminait chez le malade des souffrances tellement intolérables qu'il fallait pour les mitiger recourir à une injection hypodermique de morphine.

Cinq jours après le premier examen du malade, Secondi pratiqua l'opération suivante : Après l'avoir soumis à l'action du chloroforme, sans obtenir cependant l'abolition complète de la sensibilité, il fixa à l'aide de fortes pinces le moignon à la région du droit interne, puis, à l'aide d'un bistouri à lame longue et effilée, il pénétra dans le moignon immédiatement au-dessus de l'insertion du muscle droit externe, pour en sortir un peu en deçà du muscle droit supérieur. Le tranchant dirigé en haut, il compléta l'incision linéaire de toutes les membranes de l'œil. Cette incision avait plus de 1 centimètre d'étendue.

Quoique le malade eût été chloroformisé, incomplétement il est vrai, il ressentit une très-forte douleur dans le moignon, accompagnée des mêmes phénomènes spasmodiques et névralgiques qui se produisaient lorsque l'on exerçait une pression sur le moignon. On jugea nécessaire, en conséquence, de recourir à une nouvelle injection sous-cutanée de morphine, qui mit fin à la crise au bout d'un quart d'heure environ. Un bandage compressif fut appliqué et le malade mis au lit. Aucune trace de corps étranger ne fut trouvée dans le sang et les matières recueillies pendant l'opération.

Le lendemain le malade déclare avoir eu une nuit assez calme ; il n'accuse plus de douleur ni de pesanteur de tête ; seul, le moignon est un peu plus sensible. Le spasme et la photophobie sont diminués. La vision à distance est considérablement améliorée.

A partir de ce jour l'état du malade continue à s'amender, et lors de sa sortie de l'hôpital, non-seulement il ne ressent plus de douleur, mais il peut encore distinguer l'heure d'une montre placée à une distance variant entre 5 à 70 centimètres.

Le 15 mars, lors d'une visite du malade au dispensaire de l'auteur on permit la réapplication de l'œil artificiel. Depuis lors rien n'est venu entraver Peters dans ses occupations.

Observation III.

Ophthalmie sympathique traitée par la névrotomie dans le but de remplacer l'énucléation de l'œil (1), par J. L. Lawrence.

T. S..., âgé de 22 ans, fut admis à Saint-Bartholemew's Hospital, Chatham, dans le service de M. Lawrence, le 20 juin. Cet homme avait reçu douze ans auparavant un morceau d'acier qui avait pénétré dans l'œil gauche. Il avait depuis longtemps une mauvaise perception lumineuse, et depuis peu de la cyclite et de la sclérotite.

En l'examinant attentivement, on trouvait que la région ciliaire était très-douloureuse à la partie externe et en bas. Le globe de l'œil avait une tension moyenne. Du côté de l'œil sain il y avait de la photophobie, de la douleur et du larmoiement à un tel point que cet œil était devenu complétement inutile pour les travaux de près.

Le 22. Je fis une incision de 1 demi-pouce sur la partie sensible de l'œil primitivement malade.

Après l'incision il s'écoula une petite quantité d'humeur vitrée.

A la suite de cette opération, l'amélioration fut énorme et le malade nous quittait complétement guéri, pouvant très-bien lire de son œil gauche et ne présentant aucune trace de son opération.

Le 24 octobre, je reçus une lettre de ce malade dans laquelle il me disait qu'il pouvait lire cinq ou six heures sans fatigue et qu'il avait repris ses durs travaux de forgeron.

Observation IV (2) (Meyer.)

Mme Th..., âgée de 32 ans, s'aperçut, il y trois ans, que son œil

(1) A case of sympathetic ophthalmia cured by nevrotomy : a substitute for of the eye-ball. The Lancet, 1868, t. II, p. 633.

(2) L. Meyer. — Ueber die Durschneidung der ciliar nerven, Sitzungberich. Mon, für Augenheilk., t. IV, p. 280 et Ann, d'ocul., t. LXIII, p. 129 et t. LXI. p. 172.

gauche se fatiguait plus vite que l'autre, et que le moindre effort lui causait des douleurs dans l'œil et le front, en mêms temps que son œil se voilait d'un nuage. La vision s'affaiblit, et la malade ayant consulté un de nos confrères, celui-ci déclara une opération nécessaire pour conserver ce qui restait de vision dans cet œil et pratiqua une iridectomie, le 8 janvier 1866.

Immédiatement après l'opération, la malade fut prise de fortes douleurs dans l'œil, avec irradiation dans le front et la tête du côté opposé, accompagnée de vomissements qni durèrent pendant sept jours.

Après trois semaines, pendant lesquelles l'œil opéré resta toujours douloureux, la malade, qui ne distiuguait déjà plus que la différence entre la clarté et l'obscurité, commença à se plaindre de l'œil droit qu'elle ne pouvait plus ouvrir, sauf dans l'obscurité. Des larmes brûlantes sortaient d'entre les paupières au moindre effort de vision, l'œil était excessivement sensible au toucher et à la lumière, et ne pouvait se tourner ni en bas ni en haut sans déterminer de vives douleurs. Les souffrances continuèrent dans la tête et dans l'œil, et furent si insupportables pendant trois mois, qu'elles privaient la malade de tout sommeil. La santé générale en avait beaucoup souffert L'autre œil ne pouvait servir à cause de la photophobie dont il était l'objet.

Dans cet état, la malade m'est amenée par son médecin; l'œil gauche opéré ne distingue plus le jour de la nuit , il larmoie et présente une forte congestion péricornéenne; le globe paraît allongé en avant, l'iris, décoloré et désorganisé, touche presque la cornée vers sa partie centrale, tandis qu'il est plutôt rétracté vers son bord ciliaire; à l'endroit de l'opération on remarque un prolapsus assez considérable de l'iris, qui se trouve enclavé dans la sclérotique à peu près à 3 millimètres de distance du bord cornéen; le cristallin, d'un aspect bleu grisâtre, paraît gonflé et pousse l'iris en avant; l'examen ophthalmoscopique est rendu impossible par la perte de la transparence des milieux de l'œil. Le globe, dont la consistance est légèrement diminuée, est sensible, et la région ciliaire, à la périphérie inférieure de la cornée, très-douloureuse au toucher. L'œil droit accuse une photophobie très-forte, larmoie et ne peut pas servir, parce que la malade ne peut fixer aucun objet. L'examen des fonctions démontre que la vision de cet œil, à travers un verre bleu foncé qui diminue la photophobie, est absolument normale, et que le champ visuel est régulier ; on constate seulement un affaiblissement de l'accommodation (1/12) qu'il faut peut-être mettre en partie sur le compte de l'affaiblissement général des forces de la malade, usées par les longues souffrances et les insomnies. En face de cet état, le diagnostic d'une névrose sympathique ne me parut pas douteux.

Le moyen le plus efficace à employer contre cette névrose consistait naturellement dans l'énucléation du premier œil atteint, opération qui, en général, coupe court à la névrose sympathique de l'autre. Chez notre malade, cette opération n'était pas sans devoir inspirer quelques craintes, à cause de l'état du système nerveux qui présentait, en effet, tantôt une grande surexcitation, tantôt une prostration complète. Je pensai alors à pratiquer la section du nerf optique, qui a été aussi proposée contre ces affections, mais qui n'a guère jusqu'ici donné de bons résultats, et dont on ne pouvait, d'ailleurs, rien attendre dans un cas où l'irritation n'était certes pas propagée par le nerf optique d'un œil à l'autre, ce dernier ne présentant aucune trace de névrite ni de rétinite. Il me vint alors à l'idée d'essayer, dans ce cas, la section des nerfs ciliaires dans la région sensible au toucher, opération exposée par M. de Graëfe dans un *Mémoire sur l'ophthalmie sympathique*, publié en 1866. Cette opération n'avait pasencore été mise à exécution, pas autant du moins que je le sache, ni par son auteur, ni par d'autres. Je la pratiquai de la manière que j'indiquerai plus loin, le 15 mai 1866, tout en prévenant la malade et le médecin de la famille qu'en cas d'insuccès l'énucléation deviendrait indispensable.

En se réveillant du sommeil chloroformique la malade déclara qu'elle ne ressentait plus les douleurs habituelles dans l'œil opéré ni dans la tête. Le larmoiement et la faiblesse de l'autre œil atteint de névrose sympathique allèrent en diminuant à partir de ce moment ; les symptômes de photophobie et d'irritabilité cessèrent bientôt entièrement, et quinze jours après l'opération cet œil était revenu à son état normal. J'ai eu l'occasion de présenter la malade, quatre mois après, à quelques confrères, parmi lesquels M. de Græfe, et nous avons pu nous convaincre que la force visuelle et l'énergie de l'œil précédemment atteint de l'affection sympathique étaient normales, résultat que j'ai pu constater de nouveau au mois de juin de cette année c'est-à-dire plus d'un an après l'opération. En même temps aussi, j'ai pu constater que la sensibilité de la région ciliaire au toucher avait entièrement disparu. (*Voir* plus loin le procédé opératoire de section intra-oculaire des nerfs ciliaires.) (p. 146.)

2° *Section des nerfs ciliaires en arrière du globe oculaire.*

Observation V.

Section des nerfs ciliaires en arrière de l'œil dans une névralgie persistante d'un œil amaurotique, par Snellen (1).

M. B... fut blessé le 15 janvier 1851 par un fleuret. L'arme avait perforé le masque avec une certaine force et, sans se briser, avait pénétré profondément à travers la paupière inférieure le long de la paroi inférieure de l'orbite, dans la cavité orbitraire droite. A sa sortie, le fleuret était dans la largeur d'une main recouvert de sang. Le patient tomba sans connaissance. L'hémorrhagie fut très-importante et dura jusqu'au soir,

Le malade resta près de deux heures sans connaissance. Lorsqu'il revint à lui, on constata une hémiplégie gauche : l'odorat et l'audition du même côté étaient troublées. Après que l'œdème des paupières eut disparu, on put voir que l'œil droit était totalement aveugle et douloureux. Le malade se plaignait d'une sensation de poids dans la tête.

Six mois plus tard, après l'usage de bains, l'état du malade s'améliora, la fonction de la jambe gauche réapparut, mais l'insensibilité dans le bras et la jambe persista, ainsi que les troubles sensitifs du côté gauche.

En 1864, le patient me consulte pour une vive sensibilité de son œil amaurotique. La moindre pression, le moindre pincement des paupières donne lieu à de vives douleurs. Je constatai que la sensibilité douloureuse se montrait à la région ciliaire supérieure et externe sans limites nettes. Il ne se présentait pas de signes inflammatoires; perception lumineuse nulle. La pupille avait le même diamètre que celle de l'autre œil, mais, au lieu d'être ronde, elle était un peu portée en

(1) Snellen. Albrecht von Wagner. Archiv für ophthalmologie, vol. XIX, 2e partie, p. 257.

dehors et se dilatait sous l'influence de l'atropine. La papille du nerf optique était blanche; les vaisseaux rétiniens normaux. Le bulbe n'était pas dur; l'autre œil était emmétrope.

Par l'instillation d'atropine et de morphine la sensibilité parut diminuer, mais l'état resta le même. A la fin de l'été de 1875, le malade se présenta de nouveau à moi. La douleur et la sensibilité au toucher étaient augmentées plutôt que diminuées, il s'y était ajouté une sensation permanente de pression et de tension dans le front.

Le visage présente un mauvais aspect; les yeux sont pâles, la commissure droite est portée en haut, l'œil droit diverge. Pour le reste, même état. La sensibilité des extrémités gauches ne s'est pas modifiée. Les fonctions cérébrales sont normales; l'oreille gauche est sourde.

Le malade ne voulait pas accepter l'extirpation du bulbe dont il avait déjà été question. Je lui proposai la section des nerfs ciliaires et le malade accepta. L'opération fut pratiquée le 22 octobre 1878 de la manière suivante. Après avoir chloroformé le malade, je pratiqua le long du bord supérieur du droit interne une section conjonctivale d'avant en arrière, et j'ouvris de cette façon la capsule de Ténon.

J'écartai la gaîne du muscle externe de la sclérotique, d'une part, pour corriger le strabisme, d'autre part, pour parvenir plus facilement à la partie postérieure du bulbe. Je cherchai ensuite le nerf optique avec des ciseaux courbes, tandis qu'un aide tournait fortement l'œil en dedans. Ayant trouvé le nerf optique, je fis de petites sections jusqu'à lui. A ce moment survint une hémorrhagie provenant sans doute de la section des vaisseaux ciliaires. J'espérai avoir en même temps coupé les nerfs ciliaires. La conjonctive fut cousue par trois sutures.

La guérison survint très-régulièrement. A la première suture, il se produisit les premiers jonrs une légère tuméfaction qui diminua rapidement.

Après la chloroformisation, le malade dormit encore deux heures et se réveilla avec des douleurs violentes qui ne durèrent qu'un instant et ne se produisirent plus.

L'examen démontra que la sensibilité à la pression était totalement diminuée. Il existait même une insensibilité complète.

Entre le droit externe et supérieur, la conjonctive bulbaire fut complétement insensible à une légère pression. La région de l'anesthésie resta limitée en haut et en bas, alors que le pourtour de la cornée présentait aussi une sensibilité diminuée. La pression intra-oculaire de cet œil est maintenant inférieure à celle de l'autre. La pupille est également dilatée, et se dilate très-bien sous l'influence de l'atropine. La douleur de tête a également disparue et l'aspect de la physionomie est satisfaisant depuis la cessation de la douleur.

On ne peut pas douter que le fleuret n'ait pénétré de bas en haut à travers l'orbite jusqu'à la cavité crânienne. L'hémorrhagie intracrânienne explique l'insensibilité des extrémités, la surdité et les troubles de l'odorat. L'amaurose et l'atrophie du nerf optique résultent sans doute de la blessure de filets nerveux situés en arrière.

La section des nerfs ciliaires remplit tout son but et la circulation intacte des vaisseaux rétiniens fut une preuve que le nerf optique était resté intact.

Il faut remarquer que la cornée, à part la minceur d'un de ses diamètres, est restée complétement transparente et saine. Cette observation est contraire à l'idée d'une influence trophique du nerf triju-meau dans la cornée.

3° *Section du nerf optique dans un cas de photopsie.*

Observation VI de Graefe (1).

Perte des deux yeux. — Photopsie. — Section du nerf optique.— Guérison.

Un homme, depuis quatorze ans déjà, avait perdu ses deux yeux à la suite d'une inflammation; les globes étaient atrophiés et présentaient plusieurs crétifications. Il était tourmenté par des apparitions lumineuses très-intenses. Ces apparitions se produisaient pendant la journée sous forme de paroxysmes et pendant la nuit (quand il était éveillé, elles devenaient si intenses qu'il ne pouvait se rendormir. Au bout de six mois, il eut une grande émotion; les apparitions lumineuses (taches colorées, boules rouges, éblouissantes, striées) se transformèrent et il vit alors des figures, des têtes de chevaux et d'ânes, des visages humains qui semblaient l'entourer.

Évidemment cet assemblage d'images, disposées de cette sorte, était dû à un état cérebral particulier, car on ne les constate pas dans une simple hyperesthésie de la rétine. On les observe généralement dans

(1) De Graefe. Berliner Klinische Wochenschrift, 1867.

les processus centraux, avec menaces ou apparitions de désordres psychiques. Dans ce cas, on aurait pu soupçonner une démence au début, mais, comme ces hallucinations succédaient à des troubles visuels préexistants, il pouvait se produire une sorte d'irritation cérébrale dans la région des centres visuels et l'hallucination s'expliquait ainsi.

Y avait-il excitation de la terminaison intra-oculaire du nerf optique par les irritations mécaniques, ou bien un état cérébral? Dans les deux cas, la névrotomie du nerf optique devait faire disparaître les hallucinations. C'est ce qui se passa. Dans la semaine qui suivit la section, le malade eut moins d'apparitions lumineuses, alors qu'auparavant elles ne l'avaient jamais abandonné.

4° *Section du nerf optique et des nerfs ciliaires.*

Obs. VII (par Landesberg) (1).

Décollement rétinien. — Cataracte secondaire. — Accidents sympathiques. — Névralgie très-intense. — Section du nerf optique. — Insuccès. — Enucléation du globe oculaire. — Guérison.

R..., âgée de 45 ans, présente depuis longtemps un décollement rétinien avec cataracte consécutive de l'œil droit.

La perception lumineuse est presque nulle.

La vision de l'œil gauche est diminuée.

La malade ne peut distinguer les objets ; elle perçoit un nuage qui gêne considérablement la vue de ce côté. Si on couvre l'œil droit, l'œil gauche permet à la malade de se guider assez facilement.

Les douleurs après avoir disparu momentanément recommencent avec une nouvelle intensité.

Au commencement de l'automne, les douleurs sont si violentes que Landesberg se decide à pratiquer la section du nerf optique.

Cette opération est pratiqué par la méthode de de Graefe; on sec-

(1) Landesberg. Archiv für ophthalmologie, 1869.

tionne le muscle droit externe et on arrive facilement sur le nerf optique.

Douze heures après l'opération, on enlève le bandage, la malade se plaint de voir des étincelles qui se montrent devant ses yeux.

Il y a une légère irritation, larmoiement, photophobie. Dans le courant de la journée réapparurent tous les signes pour lesquels l'opération avait été pratiquée, et presque avec la même intensité. L'enlèvement du bandage était surtout très-douloureux. La malade se couvrait l'œil avec la main pour se garantir de la lumière quoique la chambre fût obscure. La sensibilité du bulbe était si vive qu'il n'était plus douteux que nous ayons affaire au début d'une ophthalmie sympathique; l'œil gauche était en effet très-sensible à la lumière, pleurait beaucoup, les paupières restaient toujours fermées.

Dans ce cas il ne restait plus qu'à énucléer l'œil droit ; ce qui eut lieu trois semaines après la section du nerf optique.

L'énucléation nous démontra que dans la première opération, le nerf optique avait bien certainement été coupé.

La guérison eut lieu rapidement ; la malade supporta sans difficulté l'œil artificiel ; l'état de l'œil gauche s'est beaucoup amélioré.

Par suite de quelle cause la cyclite s'est-elle montrée sur l'œil droit, dit Landesberg ? Je ne saurais le dire. Pourquoi encore tous les signes subjectifs réapparurent, alors que le nerf optique avait été sectionné

Réflexions. — Cette observation démontre-t-elle d'une façon bien évidente que *malgré la section du nerf optique* les accidents sympathiques ont continué à progresser? Si cette conclusion devait être admise ce serait là un puissant argument contre la névrotomie dans les cas d'ophthalmie sympathique. Mais cette section nerveuse a-t-elle été pratiquée, dans ce cas particulier, *d'une façon irréprochable?* Nous admettons, puisque Landesberg nous l'affirme, que le nerf optique a été sectionné, mais il est évident pour nous qu'une grande partie des nerfs ciliaires a échappé à l'instrument tranchant. Landesberg n'a certainement pas sectionné tous les nerfs ciliaires. Si l'opération avait été complète, les douleurs auraient-elles réapparu immédiatement après l'opération? le bulbe aurait-il conservé sa sensibilité? l'enlèvement du bandage aurait-il été si douloureux? etc. Dans toutes les observations où le nerf optique et les nerfs ciliaires ont été coupés, l'œil est devenu absolument insensible. Que les douleurs réapparaissent quelque temps après la section du nerf, prenant leur origine dans le bout postérieur, c'est un fait possible, mais que l'hypéresthésie s'observe sur le globe oculaire séparé des centres, c'est ce que nous ne pouvons admettre à moins de section incomplète.

En résumé, la cause de la persistance des accidents, malgré la section du nerf optique, tient pour nous à ce que l'opération a été pratiquée d'une façon imparfaite ; un faisceau important des nerfs ciliaires a dû échapper à l'instrument tranchant.

Obs. VIII (communiquée par M. le Dr Boucheron).

Iritis. — Irido-cyclite. — Névralgie ciliaire. — Hémorrhagie trente-six heures après la névrotomie — Insuccès. — Fonte de l'œil.

X..., 30 ans, entre à l'hôpital Temporaire dans le service de M. le Dr Gilette qui porte le diagnostic d'iritis sympathique, accident consécutif à une blessure déjà ancienne de la cornée avec hernie de l'iris, irido-cyclite, perte de la vision, moins la perception du clair et du sombre.

M. Gilette désirant employer chez ce malade qui est fort et vigoureux la section des nerfs ciliaires et du nerf optique, prie M. Boucheron de pratiquer cette opération par son procédé.

La conjonctive et la capsule sont incisés à 6 mm. de la cornée, entre le droit supérieur et le droit externe, les ciseaux courbes sont insinués entre la capsule et l'œil, et arrivent sans peine jusqu'au nerf optique. Les ciseaux ouverts reçoivent entre leurs branches le paquet vasculo-nerveux qui est sectionné d'un seul coup. Les branches des ciseaux sont promenés sur tout l'hémisphère postérieur de l'œil et ne rencontrent plus aucune résistance, ce qui indique la section complète du pédicule oculaire.

Au moment de la section des nerfs le malade perçoit la disparition de la faible sensation lumineuse qu'il avait conservée dans l'œil.

L'exploration de la sensibilité cornéenne révèle une anésthésie absolue. On ne cherche pas à faire basculer le globe oculaire pour avoir sous les yeux la section des nerfs optiques et ciliaires.

Hémorrhagie insignifiante, exopthalmie légère.

Pansement légèrement compressif avec un petit linge et un tampon de ouate.

Le soir, cornée très-transparente absolument insensible.

Le lendemain matin, même état, pas de troubles trophiques cornéens, insensibilité complète de la cornée.

Dans la soirée, le malade est pris d'un accès de toux, assez violent et sent son œil se gonfler sous le bandeau.

Le matin du troisième jour, on trouve l'œil fortement projeté en avant, la cornée et le limbe périkératique est à découvert entre les paupières tendues. Le globe ne peut être refoulé dans l'orbite, rempli par une masse fluctuante ou du moins molle mais tendue. Les conjonctives sont infiltrées de sang épanché.

Pas de doute : il s'est fait en arrière de l'œil un épanchement de sang assez abondant pour amener cette exophthalmie excessive, au point que les paupières ne peuvent plus du tout recouvrir la cornée.

Une ponction avec le bistouri est faite dans l'angle antéro-interne de l'orbite. Le sang, comme on l'observe chez les animaux, s'est infiltré dans le tissu graisseaux de l'orbite, s'y est coagulé et ne peut être évacué.

La cornée est terne, grisâtre, on la recouvre d'une baudruche humide.

Mais elle s'opacifie de plus en plus, devient jaunâtre, elle se mortifie. La tension rétro-oculaire est si considérable, que le globe est fortement comprimé d'arrière en avant, et que la circulation de retour par les artères ciliaires antérieures ne paraît pas s'effectuer.

Les jours suivants, le malade souffre non de son œil qui est insensible, mais de l'inflammation qui se développe autour de lui, inflammation éliminatrice des parties sphacélées.

Le globe ne pouvant plus être conservé, on fait une incision horizontale dans l'œil ouvrant largement son hémisphère antérieur. Le cristallin, l'humeur vitrée citrine sont évacués; peu à peu les membranes oculaires entrent en suppuration, s'enroulent et se soudent en un moignon insensible.

Observation IX (1).

Hospice général de Saint-Jacques, salle Saint-Joseph, lit n° 8. — Lésion de l'œil droit par un éclat de capsule. — Imminence d'ophthalmie sympathique. — Enervation du globe oculaire. — Guérison. — Observation recueillie par M. Passillé, interne du service.

Quelques jours avant Noël 1876, Jules Demonceau, âgé de 10 ans, jouant avec ses camarades, reçut un éclat de capsule dans l'œil droit. Aussitôt, vive douleur qui ne dure que quelques instants; un fragment de la capsule s'était logé au centre de la cornée. La vision devint vite à peu près nulle.

Trois jours après l'accident, les douleurs qui avaient été d'abord légères devinrent continues, lancinantes, s'irradiant vers le front et la tempe.

L'enfant alors seulement fut amené à un médecin qui, dit-il, fit l'extraction du fragment de capsule et lui instilla du collyre d'atropine. La vision redevint plus nette et un mieux sensible s'établit. Malheureusement, ennuyée de ces voyages quotidiens, la mère cessa de conduire l'enfant à son médecin, une aggravation rapide des symptômes eut lieu, et l'enfant entra à l'hôpital.

10 février. La paupière supérieure présente un œdème tel qu'elle recouvre en entier le globe oculaire et ne peut se relever sous l'influence de la volonté; gonflement faible.

Sur la cornée, cicatrice centrale très-marquée. Injection ciliaire modérée, synéchies postérieures totales, pupille punctiforme et complétement obstruée; œil mou et dépressible; phthisie au début. La pression du globe est relativement peu douloureuse; larmoiement abondant. Photophobie extrême, sans lésion apparente de l'œil sain dont il est difficile d'apprécier au juste la vision.

La région frontale et temporale est le siége de douleurs sourdes,

(1) Dianoux, loco citato.

continues, s'exaspérant par accès, tellement vive alors que l'enfant peut à peine dormir et se réveille en sursaut en poussant des cris. Pendant onze jours, on essaie vainement les mydriatiques, les narcotiques, etc., sans obtenir aucun résultat; bien au contraire, la photophobie augmente ainsi que le larmoiement, et fait craindre le développement d'une ophthalmie sympathique.

Une intervention chirurgicale est décidée.

Pour conserver le globe oculaire dont le maintien est si nécessaire chez un enfant pour éviter l'affaissement de l'orbite et l'atrophie du côté correspondant de la face, je pratique, le 21 février, l'énervation du globe oculaire, avec l'aide du Dr Malherbe fils, professeur à l'Ecole de médecine, chirurgien suppléant des hôpitaux, et de MM. Passilié, Blé et Dodin, internes des hôpitaux.

Après avoir chloroformé le petit malade, je fais écarter les paupières avec les releveurs, et je pratique à la conjonctive, dont je soulève un pli entre le droit supérieur et le droit externe, une incision parallèle à la direction de ces muscles, longue de 1 centimètre et demi environ et aboutissant au cul-de-sac conjonctival. L'œil étant alors fortement attiré vers l'angle interne des paupières, j'introduis un crochet à strabisme, comme je l'avais pratiqué sur le cadavre, et je cherche à charger le nerf optique pour en opérer la section ainsi que celle des nerfs ciliaires.

Après plusieurs tentatives infructueuses, je me décidai à user d'un autre moyen.

Faisant enlever les écarteurs, j'introduisis, par la boutonnière pratiquée à la conjonctive, le petit doigt de la main gauche jusqu'au contact du nerf optique. Les ciseaux courbes à strabisme furent glissés entre la sclérotique et le doigt et disséquèrent à petits coups les tissus jusqu'au nerf, que je réussis à sectionner non sans difficulté.

Le peu de développement de l'orbite chez un enfant de 10 ans, et la crainte que j'éprouvais d'exercer une pression trop forte sur le globe, et de rompre la cicatrice peu solide de la cornée, rendaient peu aisée les mouvements du doigt et le jeu des ciseaux.

La section du nerf optique me fut annoncée par une brusque projection de l'œil en avant; les manœuvres devinrent dès lors bien aisées, et je pus facilement contourner l'hémisphère postérieur de l'œil avec le doigt, et le dénuder à petits coups de ciseaux. Lorsque je me fus assuré ainsi d'avoir sectionné tous les nerfs ciliaires, je retirai le doigt.

Un écoulement de sang modéré se produisit; l'œil avait repris à peu près sa situation normale, à peine existait-il une très-légère exophthalmie.

L'opération avait duré en tout vingt minutes.

Application de compresses d'eau froide en permanence.

Après l'opération, le petit malade se plaignit de douleurs fort intenses, ayant leur siége dans l'orbite même, qui disparurent assez rapidement dans l'après-midi. Le soir même il mangea de bon appétit.

Le 22. La nuit a été bonne; ecchymose et gonflement notable de la paupière supérieure, pas de douleur spontanée; l'écartement des paupières est douloureux et permet de voir le globe de l'œil injecté. Bon appétit; la photophobie a disparu complétement. Compresses froides en permanence.

Le 23. L'état continue a être satisfaisant, l'écartement des paupières fait écouler un liquide séro-sanguinolent, ce qui soulage le petit malade. L'œil se déplace bien de haut en bas, mais le droit interne ne se contracte pas, l'œil est en strabisme divergent.

Le 24. Le gonflement continue à diminuer; il s'écoule toujours un peu de liquide séro-sanguin. Toute espèce de douleur a disparu, l'enfant se lève.

Le 26. Les paupières s'ouvrent spontanément et laissent voir le globe fort injecté, surtout en dedans et toujours en strabisme divergent.

On inspecte alors dé nouveau et attentivement la sensibilité de l'œil la piqure de la cornée avec la pointe d'une aiguille, la pression avec le doigt ne sont perçues que très-confusément, pour ne pas dire pas du tout. La conjonctive bulbaire est un peu plus sensible, mais cette sensibilité est fort obtuse et l'on ne peut produire la douleur.

Le 27. La rougeur de la conjonctive a à peu près disparu.

8 mars. La piqure simultanée de deux épingles est bien perçue et localisée, cependant cette manœuvre ne détermine même pas de clignement.

Le 10. Le système nerveux conjonctival se maintient plus développé qu'à l'état normal; la circulation collatérale s'établit de même que la sensibilité suppléée.

Le strabisme persiste. Par des tractions sur la conjonctive, je ramène l'œil en place, mais il reprend aussitôt sa direction vicieuse.

Le 17. L'enfant quitte l'hôpital, n'éprouvant plus ni douleur ni photophobie.

Le 12 juin. L'enfant rentre à l'hôpital pour une fièvre intermittente, cinq mois après l'opération. Le droit interne se contracte maintenant un peu, mais le strabisme reste très-prononcé.

La tension de l'œil est restée la même; la sensibilité demeure aussi obtuse; les paupières s'ouvrent un peu moins qu'à l'état normal.

J'ai eu des nouvelles du petit malade un an environ après l'opération; la guérison absolue se maintenait, l'œil conservait sa transparence et n'avait point diminué de volume; il restait un peu mou.

Je m'étais tenu prêt, les jours qui suivirent l'opération, à pratiquer l'énucléation si quelque complication grave survenait. J'eus la satisfaction de voir mes espérances se réaliser et de renvoyer mon malade guéri et gardant son œil.

Observation X (1).

Leucome. — Blessure de l'œil. — Hernie de l'iris. — Accidents sympathiques. — Névrotomie. — Guérison.

Mon deuxième fait est relatif à une jeune femme de 36 ans, nommée Jeanne H..., demeurant au village de la Basse-Lande, près Saint-Paul de Pont-Rousseau.

L'œil droit de cette femme était aveugle depuis sa première enfance; il présentait tous les caractères de la buphthalmie et offrait, au centre de la cornée, un épais leucome, suite de perforation ancienne probablement. Cet œil ne la faisait jamais souffrir, aussi ne consulta-t-elle aucun médecin à son sujet.

Le 1er mars 1877, au soir, en allant chercher du linge dans son jardin, elle se heurta violemment l'œil contre un piquet aigu. Un écoulement abondant d'eau et de sang, suivant son dire, se produisit aussitôt, ainsi qu'une vive douleur.

Je vois la malade le 2 mars; je constate à la partie externe de la cornée, à sa jonction avec la sclérotique, une blessure de 8 millimètres de hauteur, à travers laquelle l'iris fait une hernie volumineuse. La chambre antérieure est remplie de sang, et du sang suinte constamment par la plaie. La malade éprouve de violentes douleurs

(1) Dianoux. Loco citato.

dans l'œil et dans tout le côté de la tête. J'excise séance tenante les parties herniées; j'applique le bandeau compressif.

Les jours suivants, la plaie se cicatrise bien, mais les paupières s'œdématient et la douleur ne perd rien de son acuité. Le globe de l'œil se remplit et diminue de volume, au point de devenir plus petit que l'œil sain. Une dépression profonde s'établit au niveau de la cicatrice.

Le 15 mars, la malade se plaint de ne plus pouvoir fixer de l'œil gauche qui devient larmoyant et sensible à la lumière. Malgré mes exhortations, elle refuse toute opération.

Le 20. La photophobie et l'amblyopie vont s'accentuant; la malade n'a pu qu'à grand'peine lire quelques lignes d'un acte qu'elle était appelée à signer.

Le 9 avril. Enfin vaincue par des douleurs sans trêve et effrayée de la diminution de sa vue, elle consent à l'opération.

Celle-ci a lieu le 10 avril, à neuf heures du matin, avec l'aide du Dr A. Malherbe. La malade est soumise au chloroforme. Je fais une incision à la conjonctive, entre le droit supérieur et le droit externe; le petit doigt servant de conducteur, je dissèque les tissus avec les ciseaux courbes jusqu'au nerf optique, que je sectionne assez facilement. Le globe de l'œil fait immédiatement saillie. Je dénude alors avec soin l'hémisphère postérieur; écoulement de sang peu abondant. L'exophthalmie étant assez marquée, j'essaye d'aspirer le sang, que je suppose accumulé derrière le globe, avec une sonde, mais sans résultat. Bandeau compressif.

Dans la journée, douleur périorbitaire modérée. Cette douleur, suivant la malade, n'a plus les mêmes caractères que celle qu'elle éprouvait jusque-là.

Le 11 avril. La malade a dormi toute la nuit, ce qui ne lui était pas arrivé depuis bien des semaines. Elle n'éprouve plus aucune douleur, sauf dans les mouvements de l'œil, et peut regarder la fenêtre sans être gênée par le grand jour; sa vue est redevenue parfaitement nette; elle est dans un véritable ravissement. J'enlève le bandeau compressif; les paupières sont gonflées; la conjonctive, très-injectée, forme un chémosis saillant entre les paupières. Compresses d'eau froide en permanence.

Le 12. Toujours absence totale de douleur; les paupières son volacées, mais l'exophthalmie a beaucoup diminué. Compresses froides.

Le 13. Le dégonflement des paupières est très-marqué. Je procède à l'examen de l'œil. La cornée a gardé le même aspect qu'avant l'opération et permet de distinguer aisément les restes de la pupille portée en dehors. Elle est complètement insensible au toucher et à la piqure d'une pointe d'épingle. La conjonctive, encore injectée, est plus sensible, quoique non douloureuse au toucher. La pression avec la sonde cannelée sur la cicatrice de la cornée n'est sentie que très-confusément. L'œil est en strabisme divergent, et le droit interne se contracte à peine.

Le 18. La malade retourne chez elle; les douleurs n'ont point reparu; la conjonctive est restée un peu rouge.

J'ai revu plusieurs fois le malade depuis cette époque. J'ai dû lui prescrire un collyre astringent pour un catarrhe de la conjonctive qui céda peu à peu.

Au mois d'octobre 1878, l'œil était à peu près dans le même état qu'un mois après l'opération : toujours mou, mais ayant conservé à peu près le même volume. Le strabisme divergent persistait. Les douleurs n'ont point reparu ; la cornée reste insensible au toucher. La vue de l'œil gauche est très-bonne. S=1.

Cette observation offre un exemple remarquable de rapidité dans la guérison. La malade n'a gardé le lit que deux jours et a quitté Nantes le huitième jour. Mais ici encore le strabisme a persisté.

Observation XI (1).

Blessure de l'œil. — Douleurs ciliaires. — Ophthalmie sympathique. — Section du nerf optique et des nerfs ciliaires. — Guérison.

Dans le troisième cas que j'ai observé, la guérison a été moins rapide, mais le résultat a été plus parfait puisque l'œil a conservé l'intégrité complète de ses mouvements.

Jean B..., âgé de 28 ans, métayer à Saint-Germain (Maine-et-Loire), vint me consulter le 11 septembre 1877. C'est un homme vigoureux, de bonne constitution, de taille moyenne.

A l'âge de 8 ans il reçut sur l'œil droit un coup de bâton qui

(1) Dianoux, loco citato.

abolit toute vision de ce côté; chaque année, depuis cette époque, il a éprouvé des douleurs de cet œil qui devenait rouge et larmoyant. Mais ces douleurs disparaissaient peu à peu sans traitement sérieux.

Au mois d'avril de cette année les douleurs reparurent plus fortes, surtout pendant le jour; l'œil était peu rouge, mais très-larmoyant; les accès douloureux se faisaient sentir dans toute la sphère du trijumeau droit.

Vers la fin d'août les douleurs devinrent presque continuelles, l'œil gauche lui-même était douloureux par moment et très-sensible à la lumière. Le malade, incapable d'aucun travail, passait la journée sur son lit; il se décida enfin à venir me consulter, effrayé du progrès de son mal.

Le malade se conduit difficilement en raison de la photophobie qu'il éprouve. En le plaçant à l'abri de la vive lumière, je puis constater cependant que l'acuité de l'œil gauche est intacte. S=5. La lecture aussi est possible, mais par instant seulement, des larmes survenant de suite et troublant la vue.

L'œil droit est notablement plus petit que l'œil gauche; la pupille dans un état de dilatation moyenne est fixée dans tout son pourtour par des synéchies postérieures à la capsule. Le cristallin est le siége d'une cataracte calcaire jaunâtre, la pression est modérément douloureuse; la consistance de l'œil est normale, la perception lumineuse absolument nulle.

J'expose au malade la gravité de sa situation, mais il ne veut entendre parler d'aucune espèce d'opération.

Je lui prescris alors un traitement révulsif et narcotique, instillations d'atropine, etc. Le malade retourne chez lui malgré mes instances. Je ne m'attendais point à le revoir huit jours après, cependant il revint. Le traitement conseillé n'avait produit aucun résultat avantageux; les douleurs étaient toujours aussi intolérables. Cette fois, il était décidé à subir une opération; mais il eût préféré, disait-il, perdre la vie plutôt que de se laisser enlever l'œil.

Je lui affirmai que je lui conserverais ce globe oculaire auquel il tenait tant.

Le 20 septembre 1877, je procédai à l'opération avec l'aide du Dr Malherbe et de M. Gergaud, aide de la clinique chirurgicale dont j'étais alors chargé de faire le service.

Le malade étant endormi, je fis une incision à la conjonctive entre le droit interne et le droit inférieur, dans le but d'éviter le strabisme divergent consécutif à mes opérations précédentes.

Les autres temps de l'opération n'eurent rien de particulier ; écoulement de sang médiocre, exophthalmie modérée, bandeau compressif.

Ce qui se passa les jours suivants fut d'abord l'exacte répétition de ce que j'avais observé dejà ; mais vers le quatrième jour, au centre de la cornée, je vis se former une infiltration gris-jaunâtre qui s'ulcéra et amena une perforation de la cornée, sous mes yeux, au moment du pansement. Un peu de liquide séro-sanguin s'écoula. Bandeau compressif. L'ulcération ne tarda pas à se cicatriser, et le malade repartit chez lui quinze jours après l'opération.

Il revint quinze jours environ après, un leucome grisâtre marquait le centre de la cornée ; à la périphérie on voyait l'iris d'une coloration plus brune. L'œil, un peu plus petit qu'avant l'opération, était aussi plus mou. Les douleurs qui avaient disparu le jour même de l'opération n'avaient point reparu. L'œil restait insensible. Je fis appliquer une pièce artificielle qui, possédant tous les mouvements de l'œil sain, permit au malin paysan de mystifier bien des gens avec lesquels il s'était mis en rapport pendant son séjour à Nantes.

J'avais écrit au malade le mois dernier pour savoir de ses nouvelles. Il vint lui-même me les donner, et j'ai pu constater que l'œil diminué de volume ne présentait plus qu'une cornée grisâtre très-petite ; la conjonctive fortement injectée. Le malade n'avait enlevé son œil de verre que deux fois depuis seize mois, de crainte qu'on ne s'aperçut de son infirmité! Malgré cela il n'éprouve aucune douleur et le moignon reste insensible.

La guérison s'est donc maintenue complète après avoir été soumise, on peut le dire, à une sérieuse épreuve. Mais je serais volontiers porté à croire que le frottement incessant de la plaque d'émail a pu contribuer pour beaucoup à la diminution du volume du globe.

Fait sigulier, l'œil de verre conservait tout son poli et tout son brillant.

La kératite neuro-paralytique dont cette observation nous offre un exemple sera-t-elle un accident fréquent à la suite de l'énervation ? C'est à l'avenir à prononcer. Je crois qu'une occlusion exacte des paupières mettra dans la plupart des cas à l'abri de cette complication, qui, d'ailleurs, se passe pour ainsi dire à l'insu du malade et ne peut que compromettre le résultat cosmétique.

Les expériences de M. Boucheron sur les animaux ne peuvent rien faire conclure sur l'homme, puisque ses résultats ont été différents, même chez les animaux : la cornée restant saine chez les chiens et s'altérant chez les lapins.

J'ai dû placer sur l'œil opéré une plaque d'émail, mais je l'eusse fait de toutes façons en raison du petit volume de l'œil ; le résultat a été excellent, en raison de la mobilité complète du globe, qui, cette fois, ne présentait aucune trace de strabisme.

Observation XII (1).

Blessure de l'œil. — Névralgie ciliaire. — Section du nerf optique et des nerfs ciliaires. — Guérison.

Alfred G..., 28 ans, ajusteur, demeurant à Chantenay, a eu l'œil gauche violemment contusionné par un bloc de fer, au mois de novembre 1877. La vision très-diminuée ne fut cependant point abolie ; il n'alla consulter qu'au bout de huit jours. L'œil était, dit-il, devenu rouge et douloureux.

Après six mois d'un traitement sur lequel le malade ne donne que des renseignements incomplets, les douleurs avaient disparu. La vision était assez bonne pour que le malade put voir à se conduire. Mais elle ne tarda pas à baisser graduellement et disparut totalement il y a sept mois. La douleur reparut alors seulement, se manifestant par accès avec larmoiement et photophobie. Le traitement fut repris sans grand résultat.

Je vis le malade le 20 novembre 1878 ; depuis quelque temps il ne pouvait faire que la moitié ou le quart de sa journée, en raison des douleurs et de la photophobie qu'il éprouvait.

L'œil droit était sain, mais très-sensible au jour.

L'œil gauche présente le même volume que l'autre et une tension normale. L'iris est plus brun, la pupille en dilatation moyenne est immobile. Le cristallin offre une cataracte demi molle. Il est impossible d'éclairer le fond de l'œil ; la perception lumineuse est absolument nulle; la pression sur le globe de l'œil n'est que modérément douloureuse, l'injection périkératique à peu près nulle. Les douleurs

(1) Dianoux, loco, citato.

ont leur point de départ dans l'œil, au point contusionné, car le malade ne croit pas qu'aucun fragment ait pénétré dans l'œil.

Je conseile au malade quelques paquets de sulfate de quinine uni à l'opium et l'instillation d'ésérine, en le prévénant qu'il faudra recourir très-probablement à une opération.

Le malade, en effet, n'éprouva qu'un soulagement passager et les douleurs allèrent croissant. La vue même de l'œil droit se trouva compromise au point que le malade ne pouvait se conduire seul. Je me hâte de dire qu'il n'y avait cependant là encore qu'une photophobie réflexe.

Le samedi 21 décembre, à deux heures, je procédai à l'énervation de l'œil gauche avec l'aide du Dr Malherbe.

Nous éprouvâmes les plus grandes difficultés à endormir le malade, et notre provision de chloroforme, qu'il avait fallu renouveler, était presque épuisée quand l'anesthésie s'établit. Je procédai alors à l'énervation avec autant de rapidité qu'il me fut possible; l'opération ne demanda guère plus de deux minutes. J'observai, au moment de la section du nerf optique, que la pupille ne subissait aucun changement. Le manuel opératoire avait été le même que dans le cas précédemment cité. J'avais pratiqué l'incision de la conjonctive en dedans et en bas.

L'écoulement de sang fut insignifiant, l'exophthalmie modérée. Une compression douce avec une plaque d'amadou mouillée et une bande roulée fut établie. Douleur assez vive dans l'orbite pendant les premières heures,

22 décembre. La nuit a été excellente, le malade a dormi de neuf heures à sept heures du matin.

Paupière supérieure un peu tendue, chémosis rougeâtre faisant saillie entre les paupières, La propulsion de l'œil est la même qu'après l'opération. Cornée et conjonctive insensibles; chambre antérieure parfaitement transparente; pupille dilatée comme avant l'opération. Compresses froides.

L'œil droit s'ouvre facilement, et le malade est extrêmement surpris de pouvoir regarder autour de lui sans éprouver la moindre gêne.

Le 23. Diminution rapide du gonflement de la paupière supérieure et du chémosis; l'œil se meut librement en tous sens.

Le 24. Il persiste à peine un léger degré d'exophthalmie; je puis toucher et piquer la cornée sans que le malade perçoive autre chose qu'un contact obscur.

Le 25. Le malade retourne chez lui débarrassé de ses douleurs et de sa photophobie ; je lui conseille simplement l'usage de compresses imbibées d'un mélange d'eau et d'eau blanche.

21 janvier. J'enlève d'un coup de ciseaux au malade un bourgeon charnu polypiforme développé sur la cicatrice conjonctivale, sans que le malade perçoive le coup de ciseaux, le globe de l'œil reste un peu injecté, les paupières s'ouvrant un peu moins.

Observation XIII (Schœler) (1).

Leucome et staphylome de la cornée. — Glaucome secondaire. — Névralgie ciliaire avec irradiation. — Section du nerf optique et des nerfs ciliaires. — Guérison.

Anna M..., 28 ans, domestique, de Steglitz, a perdu l'œil gauche dans le cours d'une blennorrhée infectieuse qu'elle avait contractée au contact d'un enfant dont elle était la nourrice.

L'œil droit est resté sain.

21 octobre 1877. *Etat actuel :* La cornée de l'œil gauche à l'exception d'une zone circonférencielle étroite située en dehors et en haut est recouverte d'un leucome presque blanc et légèrement ectasié. Dans le cours d'un acollement étendu de la cornée avec l'iris, la chambre antérieure est comblée, et par suite de l'opacité de la cicatrice il est impossible de distinguer l'état des tissus qui correspondent à la face postérieure de la cornée. Le leucome fait une saillie de 3 mm. environ sur la face superficielle de la cornée, et cependant les mouvements des paupières n'en sont pas notablement diminués : à l'exception du diamètre antéro-postérieur augmenté par l'ectasie de la cornée, les autres parties répondent à la conformation d'un œil normal. Le globe oculaire libre de toute inflammation et de toute rougeur présente une tension de + 2. La perception lumineuse n'est conservée qu'en haut.

Il y a un ou deux mois apparurent en très-peu de temps chez cette malade des névralgies ciliaires très-violentes avec une forte injection péricornéale du côté de l'œil gauche. Peu à peu, par suite de l'augmentation de la pression (glaucome secondaire), ces douleurs s'irra-

(1) H. Schœler. Jahresbericht der Augen-Klinik. Peters. Im Jahre 1877 p. 38.

dièrent assez haut dans le front. A cause de l'existence de ces névralgies de plus en plus violentes, et aussi dans l'espoir de se faire enlever la tache, la malade s'adressa de nouveau à moi.

Trois procédés se présentaient dans ce cas et pouvaient remplir les indications : 1° l'énucléation de l'œil ; 2° le tatouage ; 3° l'enlèvement du staphylome avec le tatouage consécutif. La première de ces opérations était impossible, car la malade refusa absolument de se laisser extirper l'œil. Je dus rejeter le second procédé pour les raisons suivantes : la mollesse, la vascularisation, l'ectasie de la cicatrice, l'augmentation de la pression avec névralgies ciliaires, faisaient du noircissement de l'œil, non-seulement une opération sans but, mais encore une opération difficile. D'ailleurs, le noircissement de la cornée eût-il été possible, on n'aurait pas obtenu une diminution des douleurs ciliaires éprouvées par la malade. Arlt s'élève avec raison contre le troisième procédé, l'enlèvemeut du staphylome, lorsqu'il y a augmentation de pression. D'ailleurs, ce procédé réussirait-il, l'œil ne se transformerait-il pas en un moignon phthisique et douloureux ? La malade n'aurait pas obtenu une diminution des douleurs ciliaires.

Je lui proposai alors une section des nerfs, et elle accepta avec plaisir.

Le 22 octobre, la malade étant chloroformée, je coupai le muscle droit externe, j'introduisis des ciseaux à strabisme courbes entre ce muscle et la partie supérieure du globe oculaire, et j'ouvris la capsule de Ténon jusqu'au nerf optique. La voie ainsi ouverte, je coupai le nerf optique avec des ciseaux anglais à énucléation, courbes et à pointe émoussée. Je contournai ensuite avec les mêmes ciseaux tout le pourtour du nerf optique et je sectionnai les nerfs ciliaires. Après la section de ces nerfs le globe oculaire fut projeté en avant par suite d'une hémorrhagie assez considérable. J'enlevai les instruments, je fermai les paupières et comprimai l'œil avec une éponge.

Au bout de quelques minutes, l'œil ne me parut plus projeté en avant, signe que l'hémorrhagie était arrêtée. Je lavai l'œil et fis une suture avec du catgut. La malade s'étant réveillée sur ces entrefaites, je constatai avec une sonde boutonnée que la cornée était absolument anesthésiée, et j'appliquai alors seulement un bandage compressif.

En enlevant celui-ci le 23 octobre 1877, il y a une exophthalmie si forte, que l'œil peut à peine être recouvert par les paupières et les mouvements du globe oculaire sont presque totalement supprimés. La cornée est insensible. Pas de perception de lumière.

Le 24 octobre, même état.

Le 25 octobre, la plaie s'est fermée, les fils de catgut sont enlevés. L'exophthalmie diminue, la malade quitte son lit.

Les jours suvants, l'injection, le gonflement de la conjonctive et en même temps la propulsion du bulbe diminuent de plus en plus. De jour en jour les mouvements du globe oculaire deviennent plus étendus. Dans la suite, pas plus de douleur que les premiers jours. Au toucher de la cornée qui est restée indemne de toute affection neuro-paralytique, on reconnaît combien la pression dans la chambre antérieure est abaissée : en effet, la cornée est déprimée par la plus légère palpation. Tout le globe oculaire montre une faiblesse semblable. La tension est maintenant normale, quoique un peu diminuée. Au contraire, la cornée et la conjonctive possèdent une sensibilité plus grande, de sorte qu'il suffit de les toucher légèrement avec une sonde boutonnée pour occasionner de vives douleurs à la malade. Ces phénomènes unis à une rougeur persistante de la conjonctive, même après la sortie de la malade de la Clinique, attirèrent bientôt mon attention. Je rattache ce phénomène à une modification de la vitalité de la conjonctive à la suite de la section des nerfs.

Après un traitement de huit jours, les symptômes précédents sont en décroissance, et la malade quitte la Clinique.

Le premier essai pour lui adapter une coque artificielle, trois semaines après l'opération, ne réussit pas; les coques que j'avais à ma disposition n'étant pas assez plates pour produire un effet satisfaisant, à cause de la persistance de la saillie globulaire.

Au mois de janvier 1878, c'est-à-dire trois mois après, je pouvais constater que l'œil gauche, soulevait la conjonctive et présentait des mouvements libres. La cornée était plus vascularisée au niveau du leucome qu'auparavant, et présentait une sensibilité correspondant au point vasculaire, de telle sorte que les parties non vascularisées étaient demeurées insensibles par plaques. La tension du bulbe était normale, et il n'y avait plus à craindre la destruction que l'on redoutait auparavant.

Je n'ai pas encore trouvé l'occasion, dit Schœler, d'adapter une coque artificielle dans ce cas, mais je ne doute pas, d'après les observations que j'ai recueillies depuis, qu'on puisse atteindre ce but d'une manière satisfaisante sans faire avant l'opération du staphylome.

Il va sans dire que la malade a été délivrée de ses névralgies ciliaires depuis l'opération.

Observation XIV (1).

Glaucome inflammatoire subaigu de l'œil droit. — Perte de l'œil gauche à la suite de glaucome. — Névralgies ciliaires. — Section du nerf optique et des nerfs ciliaires. — Guérison.

Sophie K..., âgée de 47 ans, de Spörmberg, près de Zossen, subit l'opération de l'iridectomie le 8 novembre 1877 pour un glaucome inflammatoire subaigu de l'œil droit. L'œil gauche, aveugle depuis plusieurs années par suite de glaucome, possède une tension de + 3. La cornée présente un trouble nuageux, la pupille est dilatée, sans mouvements; l'iris atrophié, la chambre antérieure soulevée, le cristallin atteint de cataracte. De temps en temps il y a des névralgies ciliaires très-aiguës. Pendant le cours de la dernière névralgie l'œil droit est atteint de glaucome aigu. Le 16 de ce mois je fis la section des nerfs optique et ciliaire pour calmer la névralgie ciliaire de l'œil gauche. J'opérai de la manière suivante :

Entre le droit externe et l'inférieur, je me frayai, avec des ciseaux courbes, une route jusqu'à l'entrée du nerf optique. Après avoir attiré l'œil en dedans, j'introduisis à travers la plaie de la conjonctive un névrotome analogue au crochet à strabisme, à pointes émoussées, à manche pliant. Je sectionnai ensuite le nerf optique le plus loin possible de son entrée dans le globe oculaire. Après avoir sectionné ce qui restait des nerfs ciliaires, je retirai le névrotome et fermai la voie avec du catgut.

Après la section des nerfs, il se produisit une exophthalmie considérable malgré un faible écoulement de sang à travers la plaie. La cornée était insensible.

Le 17 novembre, après l'enlèvement du bandage compressif, je

(1) Schœler. Jahresbericht der Augen-Klinik, 1877. Berlin, 1878, p. 42.

reconnais que l'exophthalmie a encore augmenté ; par suite de cette augmentation les paupières se fermaient incomplétement et une partie de la cornée était à découvert. Le globe oculaire complétement immobile.

21 novembre. Par suite de la lagophthalmie, la conjonctive est devenue considérablement molle, sa surface présente des irrégularités et des ulcérations sur lesquelles se trouve une masse gluante, presque transparente.

22 novembre. En s'efforçant d'écarter cette masse gluante de la cornée par les mouvements des paupières, on produit une luxation du cristallin, malgré toutes les précautions de nos manœuvres. Le cristallin reste toujours incliné du côté postérieur, vers le corps vitré, par son bord supérieur, et dans la région de la pupille par son bord inférieur.

Le 23. On trouve un léger écoulement de sang dans la chambre antérieure.

Les deux semaines suivantes, il se produit très-lentement de l'exophthalmie et de l'œdème de la conjonctive. Les mouvements du globe oculaire reparaissent peu à peu. Mais il persiste encore une rougeur anormale et de la sensibilité de la conjonctive. Après que la fermeture des paupières est redevenue possible, la kératite ulcéreuse se manifeste, et il reste dans la cornée des pertes de substance troubles, en forme de bandelettes nombreuses, droites et juxtaposées, de peu de profondeur. La couche de substance qui la recouvrait a disparu, ce qui permit de voir le fond de ces stries lisses et recouvert d'épithélium. Non-seulement la cornée était anormalement ramollie, mais aussi la tension était diminuée. Malheureusement, par suite du trouble des milieux de l'œil, on n'a pas pu obtenir par l'ophthalmoscope une image directe de la papille et de ses vaisseaux.

Des applications répétées d'ésérine ne modifièrent pas le diamètre de la pupille. La malade s'exprime ainsi sur l'état de son œil : « Elle ne croyait plus du tout avoir un œil gauche, tout lui paraissait mort. »

Deux semaines environ après sa sortie de la clinique, la malade revient avec un ulcère de la cornée, profond, ayant environ 3 millimètres, et dont elle ne savait pas l'existence. Avec des fomentations chaudes et en lui conseillant de tenir son œil fermé, elle guérit dans l'espace de trois semaines, si bien que le fond de l'ulcère était devenu transparent et presque lisse. La cornée était entièrement insensible.

En même temps, on s'aperçut d'une infiltration jaune du cristallin, infiltration qui se trouvait de nouveau dans le champ de la pupille. La tension du bulbe était remarquablement descendue au-dessous de la normale, sans que celui-ci eût présenté une diminution bien notable de son volume.

Je ferai remarquer, dit Schœler, que l'on a obtenu le but que l'on cherchait et qui consistait à calmer les névralgies ciliaires.

Les deux premiers cas présentaient une augmentation de pression intra-occulaire, qui, dans le premier, devait être attribuée à un leucome proéminent de la partie antérieure du bulbe; dans le second, à une ectasie de la sclérotique postérieure; dans le cas suivant on peut attribuer l'augmentation de pression à un staphylome.

Observation XV (1).

Leucome de la cornée de l'œil droit et staphylome. — Augmentation de volume du globe oculaire. — Section du nerf optique et des nerfs ciliaires. — Diminution notable du volume du globe. — Application d'une coque oculaire.

Frantz H..., âgé de 20 ans, de Gresfenhagen, a perdu à l'âge de 5 ans son œil droit par suite de kératite.

Etat présent. — La cornée de l'œil droit est occupée par un leucome total. Le pourtour sclérotical de la cornée est effacé et le staphylome sclérotique s'avance considérablement. Outre cette proéminence anormale le bulbe oculaire paraît augmenté régulièrement dans tous ses diamètres. J'estime la tension à + 2. La perception lumineuse est complétement éteinte depuis plusieurs années.

Le malade désirait porter un œil artificiel, mais l'augmentation persistante de la pression contre-indiquait l'enlèvement du staphylome,

(1) Schœler. Jahresbericht der Angen-Klinik, 1876, p. 45.

et cependant une coque artificielle n'était pas applicâble sans diminution préalable de l'œil. Le malade rejetant l'enlèvement de l'œil, je lui proposai une section nerveuse afin d'obtenir une diminution du volume de l'œil.

Le malade accepta cette proposition, et le 28 janvier 1878 je fis, avec les ciseaux d'énucléation, la section des nerfs optique et ciliaires. Je m'écartai du procédé antérieur et j'incisai, comme je l'ai dejà décrit plus haut, dans une étendue qui va du muscle droit supérieur jusqu'au droit inférieur, de sorte qu'après avoir détaché le muscle droit externe et avoir coupé le nerf, je pus, par une rotation du bulbe en dedans, tirer au dehors l'extrémité du nerf coupé. Immédiatement après la section du nerf, je recherchai, comme dans tous les cas que j'eus à traiter plus tard, à l'aide d'un nevrotome courbe, si aucun des filets nerveux n'avait échappé à la section.

L'hémorrhagie rétro-bulbaire, de même que celle de la blessure conjonctivale, fut sans importance. De même aussi la protusion du bulbe resta modérée et son incapacité motrice beaucoup moïndre que d'ordinaire. L'anesthésie de la cornée était complète et la région ciliaire n'était pas sensible à la pression. Les suites des opérations ne présentèrent aucun détail remarquable. La réaction ne fut pas plus sensible qu'après une simple ténotomie; seulement à cause de la protusion du bulbe, je fis rester le malade au lit pendant deux jours.

Après sa disparition, on constata que non-seulement la cornée mais encore le bulbe étaient devenus plus mous. Au bout de trois semaines on put choisir un œil artificiel pour le malade, d'où l'on peut conclure avec certitude qu'une diminution du bulbe a suivi l'opération.

Quoique la cornée ne soit pas complétement anesthésiée et qu'elle présente à la pression une faible sensibilité répondant à sa vascularisation, l'œil artificiel est très-bien supporté maintenant. Les paupières s'ouvrent et se ferment sans effort, et les mouvements de l'œil artificiel dans toutes les directions sont très-étendus. Comme j'avais placé plus latéralement les sutures de catgut à travers la conjonctive et le muscle détaché, le défaut de mouvement en dehors qui persiste ordinairement n'était plus perceptible dans ce cas. On n'arrive pas par la névrotomie à faire disparaître la graisse de l'orbite qui pourrait défigurer. Dans ce cas l'effet final de la prothèse est absolument favorable et tous nos collègues n'eurent qu'à se féliciter comme moi de l'illusion presque complète. Il fut très-intéressant pour moi d'assister à un colloque entre un énucléé et ce malade. Les deux furent bientôt d'accord, par la comparaison mutuelle de l'état actuel avec le passé, sur les avantages, de la névrotomie, et dans une mesure qui m'engageait beaucoup à continuer mon œuvre.

Observation XVI (1).

Lésion traumatique de l'œil, — Irido-cyclite purulente avec menace d'accidents sympathiques. — Section des nerfs ciliaires et du nerf optique. — Guérison.

Gustave Sch..., âgé de 19 ans, de Beerfelde, s'est blessé l'œil gauche avec une branche d'arbre, il y a six mois. Lors de sa réception à la clinique, on constatait les faits suivants :

8 décembre 1877. L'œil gauche se trouve dans un état inflammatoire très-prononcé. Chute de la paupière supérieure, écoulement considérable de larmes, grande hyperémie de la conjonctive. La cornée est transparente, la chambre antérieure effacée, l'iris décoloré, jaune et très-vasculaire. En haut, on découvre un coloboma. Le cristallin aminci présente une couleur jaunâtre. Le globe oculaire est agrandi au delà de la normale. La perception de la lumière est seulement intacte en dehors. La moindre pression du bulbe détermine des douleurs violentes. L'œil droit possède toute son acuité visuelle, craint la lumière et larmoie beaucoup.

Je diagnostiquai une iridocyclite purulente à gauche, avec les prodromes d'une ophthalmie sympathique dans l'autre œil, et le 9 décembre je tentai sur l'œil gauche une section des nerfs optique et ciliaires. Je procédai comme dans les cas précédents, mais dans la crainte de ne pas faire assez, outre les nerfs, je coupai avec le névrotome une partie des tissus voisins. Je ne pus pas bien distinguer à cause de la profondeur de l'incision si j'avais sectionné un seul ou plusieurs des muscles qui entourent le nerf optique. Ce qui se produisit ultérieurement, me fit croire que la section de plusieurs muscles avait eu lieu. Le globe oculaire fut en effet violemment projeté en avant, et comme je négligeai d'exercer une certaine pression, il s'avança finalement jusque devant les paupières.

Cette boule, sans enveloppe et rouge, présentait un aspect très-

(1) Schœler. Loco citato, p. 48.

désagréable. Pour la replacer, j'aspirai avec la seringue de Pravaz le contenu liquide brunâtre du corps vitré. Pour un instant la réduction réussit, mais bientôt après la saillie du globe oculaire réapparut, parce que j'abandonnai la compression avant que l'hémorrhagie ne fût complétement arrêtée. Il ne me restait plus qu'à recouvrir l'œil avec de petits linges enduits d'huile, et à assujétir ce pansement avec des tours de bandes. Malgré cette complication arrivée par ma faute, le malade n'éprouva plus aucune douleur. Le troisième jour la cornée s'était ratatinée, et la réduction fut facilement faite avec le doigt.

A la fin de la troisième semaine, il reste toujours un moignon rouge avec une cornée anesthésiée, et on peut, contre notre attente, adapter une coque artificielle. La prothèse aurait complétement réussi si le ptosis ne persistait pas. Dans le cas où le ptosis disparaît le résultat est excellent.

Les mouvements de l'œil artificiel s'effectuent très-bien sans trouble de l'équilibre antogoniste, si bien qu'il faut abandonner l'idée, admise au début, qu'un des muscles avait été entièrement coupé avec le névrotome. L'œil droit, qui avant l'opération éprouvait de la photophobie et du larmoiement, put être complétement découvert quelques jours après l'opération, et dès lors toutes les manifestations inflammatoires se calmèrent.

Observation XVII (1).

Lésion traumatique de l'œil droit. — Luxation du cristallin. — Augmentation du volume de l'œil. — Névralgie ciliaire. — Section du nerf optique et des nerfs ciliaires. — Guérison.

M. W. M..., âgé de 30 ans, de Schönfliessen, s'est blessé l'œil droit avec un éclat de bois, le 28 décembre 1877.

Pendant quatorze jours la force visuelle persista quoique un peu diminuée ; au bout de ce temps la perception lumineuse se perdit tout d'un coup en l'espace de cinq minutes. Le 10 février le malade fut reçu à la clinique dans l'état suivant :

Œil droit : La conjonctive bulbaire, très-rouge, présente par le méridien horizontal, à environ 4 ou 5 millimètres du limbe intérieur

(1) Schœler. Loco citato, p. 50.

de la cornée, une grosseur du volume d'un haricot (*luxatio lentis sub-conjunctivalis*). La cornée est claire, la chambre antérieure soulevée, la pupille ovale en travers, l'iris d'une couleur ardoisée. Dans la profondeur on voit une coloration jaune doré, traversée par des raies rouges (infiltration purulente du corps vitré avec forte injection vasculaire). Le bulbe est augmenté dans ses diamètres et douloureux à la pression. Sa tension est de — 2. Le patient ne demandait qu'une chose : c'est que l'œil gauche fut garanti de l'inflammation. Le 14 février 1878 je pratiquai donc sur l'œil droit la section des nerfs optique et ciliaires.

Les nerfs furent coupés avec les ciseaux d'énucléation, puis le bulbe comprimé jusqu'à ce que l'hémorrhagie fut arrêtée. Alors seulement j'explorai avec le névrotome s'il restait des filets nerveux. La plaie conjonctivale était dans un état de relâchement qui me permit de voir distinctement, par la rotation du globe occulaire en dedans, les extrémités nerveuses attenantes au bulbe. Les sutures du catgut furent portées en arrière aussi loin que possible, à travers la conjonctive et le muscle droit externe. La marche de la guérison après l'opération fut plus rapide que dans aucun autre cas. Malgré l'hémorrhagie consécutive à la section, l'exophthalmie fut très faible. Les troubles musculaires furent presque insensibles et ne furent constatés que dans les mouvements étendus. La cornée, devenue insensible après la section, resta telle. La sensibilité à la pression dans la région ciliaire disparut. Comme dans les autres cas, les douleurs disparurent complétement.

Le troisième jour le malade quitte le lit. Le bandage compressif et les applications froides (3 ou 4 fois par jour, une demi-heure chaque fois) constituent mes seules prescriptions. Comme dans les autres cas, la conjonctive du bulbe reste longtemps très-rouge et présente une vive hyperesthésie, quoique la cornée ne soit pas vascularisée. Le dixième jour seulement le bulbe commence à pâlir, sans cependant être encore aujourd'hui (14e jour de l'opération) complétement pâle. Dans le cas précédent, l'hypotomie après la section des nerfs est devenu plus forte, sans que cependant aucun signe de destruction phthisique du bulbe se fût manifesté. Le malade impatient et qui se déclare complétement guéri, doit sortir demain de la clinique. La conjonctive du bulbe n'est pas encore complétement pâle, mais l'exophthalmie a complétement disparu; la contraction musculaire est revenue, et la cornée est restée entièrement claire. Avant l'opération et à la suite de l'incision de la conjonctive avec les ciseaux, j'avais retiré à l'aide de la curette de Daviel les fragments de cristallin placés sous la conjonctive; l'œil avait dès lors perdu tout aspect désagréable. Il n'y avait donc pas lieu de conseiller au malade un œil artificiel.

Observation XVIII (1).

Blessure de l'œil. — Hyperesthésie du globe oculaire. — Menace d'accidents sympathiques. — Section du nerf optique et des nerfs ciliaires. — Guérison.

Carl K..., âgé de 5 ans, de Trobkan, près de Cottbus, a eu, il y a sept semaines, l'œil droit blessé par une poignée de chaux vive. A l'entrée du malade, le 21 novembre 1877, on constate les faits suivants :

Œit droit : La cornée claire et transparente est dans la moitié de son étendue diminuée dans tous ses diamètres. Transversalement, répondant au diamètre horizontal de la cornée, s'étend une cicatrice blanche jusque sur la sclérotique. Celle-ci présente partout une forte rétraction, plus marquée cependant dans la région correspondant au corps ciliaire. La chambre antérieure est conservée, la pupille complétement fermée. La conjonctive bulbaire très-vasculaire. Le bulbe est diminué dans tous ses diamètres à la moitié ou au tiers de la normale. L'enfant crie beaucoup au moindre toucher du globe oculaire.

L'œil gauche craint la lumière et larmoie beaucoup, et présente une légère injection péricornéale; la réaction pupillaire est prompte.

Le 22 novembre, je coupai le tendon du droit externe avec les ciseaux à strabisme, et ensuite, avec les ciseaux à énucléation les nerfs optique et ciliaires. Alors le bulbe avec la terminaison nerveuse sectionnée est si fortement roulé en dedans, que celle-ci apparaît à l'extérieur à travers la plaie conjonctivale. Quand le patient se réveille, je constate que la région ciliaire est complétement insensible à la pression, ainsi que la cornée. Le jour suivant les signes de réaction sont presque nuls. L'exophthalmie, très-faible après l'opération, ne

(1) Schœler. Loco citato, p. 52.

joue ici aucun rôle. L'œil gauche a repris aujourd'hui son aspect normal et reste à l'air libre.

Le 24. Le malade quitte son lit avec le bandage compressif sur l'œil droit, et sort de la clinique cinq jours après. Cependant la conjonctive reste toujours fortement congestionnée, et la mobilité du moignon n'est pas complétement revenue. Cela n'a d'ailleurs chez cet enfant de 5 ans aucune signification, d'autant plus que la prothèse est difficile à cet âge et qu'une diminution de tous les phénomènes inflammatoires en quinze jours est un résultat satisfaisant.

Observation XIX (1).

H. Grégor M..., 22 ans, iridocyclite à la suite d'une brûlure de la cornée par la chaux (le tatouage du leucome a été fait). Prodromes d'une ophthalmie sympathique. Le 25 janvier 1878 on pratiqua sur l'œil droit la névrotomie optico-ciliaire. Guérison.

Observation XX (2).

Martha R..., âgée de 2 ans, route de Greifswald, 62.

Œil droit : Moignon phthisique douloureux après kératite ulcéreuse.

Œil gauche : Inflammation de la cornée, récidivante, avec grande photophobie.

Le 11 février on pratiqua sur l'œil droit la section des nerfs optique et ciliaires. Guérison.

Observation XXI (3).

Friedrich N..., âgé de 61 ans, de Glindow près de Werber.

Œil gauche : moignon phthisique après une blessure par un éclat de bois. Grandes douleurs au moindre toucher.

Névrotomie optico-ciliaire le 21 novembre 1877. Guérison.

(1) Scholer. Loco citato, p. 53.
(2) Schœler. Loco citato, p. 53.
(3) Schœler. Loco citato, p. 54.

OBSERVATION XXII (1).

Femme Allvine B..., âgée de 24 ans, de Brandenburg. On lui trouva un bulbe amondri avec douleur très-vive au toucher. Ces symptômes étaient survenus à la suite d'un brûlure faite par l'eau de chaux, à l'âge de 2 ans. On me priait de donner à cette malade la possibilité de porter un œil artificiel.

Je lui pratiquai la névrotomie le 8 février 1878.

J'avais sous la main un trop petit choix de coques artificielles, de sorte que l'iris de l'œil que je choisis présentait une couleur brune un peu différente du bleu de l'autre l'œil et paraissait avoir une convergence pathologique. Malgré cela, les mouvements étaient si complets, et le remplissage des deux orbites si juste, qu'un de mes auditeurs les plus expérimentés du Collége, malgré les signes que je lui faisais, fut entièrement trompé et ne put porter le diagnostic exact.

OBSERVATION XXIII (2).

M. le professeur Dor (de Lyon). — Myopie. — Scléro-choroïdite postérieure. — Choroïdite atrophique. — Scotomes. — Céphalalgie. — Cataracte demi-molle à gauche. — Décollement rétinien. — Photopsie. — Section du nerf optique et des nerfs ciliaires. — Disparition de la photopsie.

L. P..., âgé de 43 ans, négociant, est affecté d'une excessive myopie de l'œil droit: M. 1/3 (environ 12 dioptries). L'examen ophthalmoscopique de cet œil démontre une scléro-choroïdite postérieure avec quelques plaques de choroïdite atrophique disséminées autour de la macula. La vision égale 20/XL, après correction; avec le cône de Steinheil 20/XX; toutefois la lecture et le travail sont difficiles, à cause de quelques scotomes partiels et de douleurs de tête persistantes qui empêchent même le sommeil. L'œil gauche présente une cataracte

(1) Schœler. Loco citato, p. 54.

(2) 2e Rapport annuel de la clinique ophthalmologique de M. le professeur Dor. Lyon, Genève, Bâle 1878-1879, p. 14.

demi molle, mûre, mais l'examen de la projection démontre l'existence d'un décollement rétinien (arrivé subitement après un faux pas sur un trottoir) et qui doit, au dire du malade, exister depuis trois ans. Il était auparavant pour le moins aussi fortement myope que l'œil droit.

Il ne pouvait donc en aucun cas être question d'utiliser cet œil pour la vision, et la persistance des douleurs céphaliques, jointes à des photopsies continuelles, engagèrent M. P... à me demander de lui pratiquer l'énucléation. Il attribuait, en effet, à cet œil la gêne du travail du bon œil et ses douleurs de tête.

Pendant plus d'un an je me refusai à cette opération, démontrant à M. P... que rien ne nous autorisait à admettre aucun phénomène sympathique entre ses deux yeux et que l'état de l'œil droit expliquait toutes les difficultés de la vue. Je cherchai donc à combattre la céphalalgie par tous les moyens possibles : ventouses Heurteloup, iodure de potassium, bromure de potassium, pilocarpine, iodoforme, morphine furent successivement employés sans résultat durable. De guerre lasse et ne voulant pas me décider à pratiquer l'énucléation, je proposai la section du nerf optique et des nerfs ciliaires que M. P... s'empressa d'accepter.

J'ai opéré M. P... le 12 novembre dernier par un autre procédé, j'ai commencé comme pour une opération de strabisme par le reculement du droit interne. Après avoir saisi le muscle sur le crochet, j'y passai tout d'abord un double fil métallique capillaire muni de deux aiguilles, puis je détachai le tendon. Le reste de l'opération se fit comme dans l'énucléation par le procédé de Bonnet, en ayant soin de couper les nerfs ciliaires, puis je recousis le muscle en glissant l'aiguille supérieure sous la conjonctive jusqu'au-dessus du tiers interne de la cornée et le fil inférieur à la partie inférieure correspondante, je serrai les nœuds et laissai les fils sans les couper pour éviter l'irritation par la pointe du fil.

Il y eut une assez forte hémorrhagie rétrobulbaire, légère exophthalmie, et il me fallut user d'une douce compression pour fermer l'œil et le bander.

Au bout du second jour, le caillot avait déjà sensiblement diminué, ainsi que les douleurs qui furent assez fortes pendant 24 heures. Aujourd'hui, à part la cicatrice conjonctivale que vous retrouverez en la cherchant bien et une minime divergence préexistante et due à l'excessive myopie, l'œil est tout à fait dans le même état apparent qu'avant l'opération. Les photopsies ont disparu complètement, l'œil est tout à fait insensible à la lumière, la pupille reste immobile, seulement elle se dilate et se contracte parfaitement lorsque la lumière agit sur le bon œil, ce qui n'est point étonnant, puisque la plupart des nerfs ciliaires directs sont conservés et que les mouvements réflexes peuvent s'exercer comme par le passé.

Les douleurs de tête ont malheureusement persisté, comme je le pensais, et justifient ainsi mon refus de pratiquer l'énucléation. — Nous ne pouvons expliquer ces douleurs que par une insuffisance aortique compliquée d'un rétrécissement assez considérable. Le traitement devra donc porter sur ces lésions. Le malade, toutefois, est très-heureux d'être débarassé de ses photopsies qui étaient un tourment perpétuel, et cela par une opération relativement simple et avec l'avantage de conserver un œil qui, sous tous les rapports, est préférable à un œil artificiel.

Observation XXIV (inédite).

Clinique ophthalmologique du Dr Abadie.

Blessure de l'œil gauche. — Eclatement de la cornée. — Luxation du cristallin. — Accidents glaucomateux. — Phénomènes sympathiques du côté opposé.— Section du nerf optique et des nerfs ciliaires. — Guérison.

Edmond Régin, âgé de 6 ans 1/2, s'est toujours bien porté: il y a six semaines, jouant au bâtonnet, il reçut dans l'œil gauche le morceau de bois qui sert à ce jeu. Il y eut une contusion très-violente, et lorsque le malade vint consulter M. le Dr Abadie, on constata un écartement de la cornée, avec luxation probable du cristallin.

A la suite de ce traumatisme, accidents inflammatoires modérés. Application du bandeau compressif.

Au bout de huit jours, on s'aperçoit que le cristallin s'opacifie, l'iris est déformé, enclavé et adhérent à la cornée ; il existe des douleurs extrêmement violentes.

A ces signes on reconnaît le début d'accidents glaucomateux, succédant à la luxation probable du cristallin.

On ne peut songer dans ce cas à l'iridectomie, en raison de l'état de désorganisation dans lequel se trouve l'œil.

La tension a considérablement augmenté. Tout le globe oculaire est rouge, douloureux, principalement dans la région ciliaire, il existe de la photophobie, du larmoiement.

Le 15 avril, le malade se plaint de douleurs très-vives dans son œil droit, sa vision a baisse : S = 2/3, il y a de l'injection, de la photophobie.

En présence de ces accidents sympathiques, M. le Dr Abadie propose la section du nerf optique et des nerfs ciliaires. Cette opération est pratiquée le 22 avril 1879.

Après avoir saisi la conjonctive, au moyen d'une pince à griffe, au côté externe, M. Abadie pratique la section du tendon du droit externe, puis, au moyen de ciseaux à strabisme moyennement recourbés, il dissèque, dans une étendue assez considérable, la conjonctive de façon à la séparer de la sclérotique. Prenant alors et saisissant solidement le globe oculaire, on l'attire en avant et en dedans. On peut, dès lors, atteindre avec les ciseaux recourbés le nerf optique, tendu assez énergiquement. Sitôt après cette section, le globe oculaire peut être attiré très-facilement et entièrement retourné, on peut alors examiner la face postérieure du globe et la section régulière du nerf optique, et compléter la section des parties qui ont pu échapper à l'instrument tranchant. On est ainsi *entièrement* sûr que l'on a coupé les nerfs ciliaires et le nerf optique.

L'hémorrhagie est nulle.

L'œil est remis en place. On ne suture pas le tendon du muscle droit externe.

On applique soigneusement le bandeau compressif et on maintient constamment sur l'œil des compresses d'eau phéniquée glacée.

Les phénomènes inflammatoires ont été modérés.

25 avril. Il existait un peu de rougeur de la conjonctive. Les douleurs ont entièrement disparu, ainsi que les phénoménes sympathiques.

Le malade sort de la Clinique dans un état très-satisfaisant, la cornée est insensible.

Toutes douleurs et la photophobie ont disparu.

L'acuité visuelle du côté gauche = 1.

Nous revoyons le malade deux mois après son opération, le globe oculaire ne s'est pas atrophié et son état est toujours satisfaisant.

Réflexions. — Cette observation nous paraît particulièrement intéressante, car elle nous démontre l'efficacité de la névrotomie, dans un cas de glaucome aigu succédant à une luxation du cristallin, et s'accompagnant de phénomènes sympathiques assez sérieux.

Sitot après l'opération nous voyons toute douleur disparaître, et l'œil du côté opposé reprend assez rapidement toutes ses fonctions.

Observation XXV (inédite).

Clinique ophthalmolopique du Dr Abadie,

Blessure de la cornée et du cristallin par un corps étranger. — Menace de phlegmon oculaire. — Cessation des accidents. — Réapparition de la douleur, etc. — Névrotomie. — Guérison.

Augustine Froment, âgée de 6 ans, à Paris, ayant toujours eu une excellente santé, jouait avec son frère, le 1er mai 1879. Celui-ci, lançant malheureusement au moyen d'un fil élastique assez fort une épingle à cheveu, atteignit l'œil de sa sœur.

Immédiatement après l'accident, des phénomènes inflammatoire éclatèrent. La malade vint aussitôt consulter M. le Dr Abadie qui constata une perforation de la cornée, lésion du cristallin, commencement de phlegmon oculaire avec douleurs très-vives.

On applique la glace en permanence.

Les accidents se calment au bout de quatre jours, et M. le Dr Abadie pensant que cet œil allait s'atrophier ne propose pas l'énucléation.

Le 3 mai. Les accidents inflammatoires avaient presque complétement disparu, et les parents de la malade considéraient leur petite fille comme guérie.

Le 28 juin. La malade se présente avec des douleurs atroces, il existe de la photophobie et du larmoiement; une rougeur intense de la conjonctive, une sensibiiité très-marquée de la région ciliaire.

Du côté opposé, il existait une menace d'ophthalmie sympathique, une légère rougeur de la conjonctive, un léger larmoiement, de la photophobie.

A notre examen, la cornée est opaque, principalement à la partie ɔérieure, l'iris est adhérent en plusieurs points et le cristallin est ;aracté. M. le Dr Abadie pense que la pointe de l'aiguille est restée ns l'œil.

La tension oculaire était augmentée.

Toute trace de perception lumineuse a disparu.

On pratique la section du nerf optique et des nerfs ciliaires, le juin.

L'opération, dans ce cas, a été particulièrement difficile, car il exist des adhérences assez solides entre la conjonctive et la sclérotique, ; adhérences s'étaient formées au moment où l'œil avait été atteint phénomènes inflammatoires intenses au début de l'affection.

Le déplacement du globe oculaire a été moins facile que dans les tres cas, et le nerf optique n'a pu être sectionné qu'après quelques onnements. Il a fallu dans ce cas agir avec une grande prudence, ' on aurait facilement pu intéresser avec la pointe des ciseaux la érotique.

Le muscle droit externe n'est pas suturé, il n'y a pas d'hémor- ıgie.

Le lendemain les douleurs avaient cessé comme par enchante- ;nt, l'enfant ne se plaignait nullement. L'œil n'était pas projeté en ınt, les paupières le recouvraient parfaitement.

La cornée paraissait plus opaque qu'avant l'opération. Elle était ;olument insensible.

La conjonctive est rouge tout autour de la cornée, elle est très- ırsouflée à la partie externe.

On applique un bandeau compressif avec des compresses d'eau éniquée glacée.

Les jours suivants, les phénomènes inflammatoires disparaissent au bout de huit jours la malade sort notablement améliorée.

On constate à ce moment un strabisme interne assez marqué.

Toute douleur a disparu.

Légère atrophie du globe oculaire.

Le 25 juillet. La malade vient nous revoir, et nous la trouvons dans ;at suivant :

Les douleurs ont entièrement disparu.

L'œil du côté opposé est absolument sain.

La conjonctive est rouge, il existe une légère sécrétion muqueuse.

La cornée a repris l'aspect qu'elle présentait avant l'opération.

Les mouvements de l'œil sont conservés. Léger strabisme interne.

Le globe oculaire est absolument insensible, légèrement atrophié. Dans quelques jours on appliquera un œil artificiel.

Observation XXVI (Inédite).

Clinique ophthalmologique du Dr Abadie.

Blessure ancienne de l'œil gauche. — Névralgie ciliaire très-intense. — Névralgie faciale. — Séction du nerf optique et des nerfs ciliaires. — Guérison.

B... (Prosper) 64 ans, sculpteur sur bois, raconte qu'il y a 25 ans, il reçut un coup de pied de poulain qui vint frapper son œil gauche.

La vision se perdit assez rapidement de ce côté, le malade dit qu'il n'existait aucune lésion extérieure, la cornée présentait son aspect normal. La vision était bonne du côté opposé.

Il n'existait aucune douleur du côté droit.

Il y a six semaines, le malade fut pris de douleurs extrêmement vives dans tout le côté gauche de la face. Ces douleurs étaient continues et malgré le traitement persistaient, enlevant tout sommeil au malade.

B. vint consulter M. le Dr Abadie et nous le trouvons dans l'état suivant : globe oculaire légèrement diminué de volume. Il est douloureux d'une façon générale, mais principalement dans la région ciliaire.

Tension normale.

La cornée n'est pas opacifiée, synéchie postérieure, le cristallin est opacifié en grande partie, mais non luxé.

Toute trace de perception lumineuse a disparu.

Nous retrouvons les points douloureux de la névralgie trifaciale, très-marqués au niveau du trou sus et sous-orbitaire.

La vision du côté opposé est excellente.

La section du nerf optique est pratiquée sans accidents.

Application du bandeau compressif et des compresses d'eau phéniquée glacée.

Les douleurs ont disparu ; le globe oculaire n'a pas changé d'aspect et le malade sort quinze jours après son opération complétement guéri.

Deux mois après cet état satisfaisant s'est maintenu.

OBSERVATION XXVII (Inédite).
Clinique ophthalmologique du Dr Abadie.

— Pustule variolique de l'œil. — Section des nerfs ciliaires et du nerf optique. — Guérison.

Mlle Grapinet, 21 ans, eut en 1870, la variole et à la suite une kératite assez sérieuse. La vision de ce côté était totalement perdue.

De 1870 à 1875, cet œil ne provoqua aucun phénomène douloureux.

En 1875, une inflammation très-intense se montra accompagnée de douleurs très-violentes.

A partir de ce moment les douleurs continuèrent, mais sans amener de ralentissement fâcheux du côté droit.

En 1879, la malade vint consulter M. le Dr Abadie.

A ce moment, on trouve l'œil atrophié, la cornée opaque, tout le globe oculaire très-douloureux spontanément et à la pression.

La malade refuse l'énucléation et accepte la névrotomie qui est pratiquée sans accident.

La malade quitte la clinique au bout de quelques jours dans un état très-satisfaisant.

Aujourd'hui (1er août, la malade nous écrit) « Je ne souffre plus... Mon œil artificiel ne me gêne en aucune façon. Il suit exactement les mouvements de l'œil sain et pour qui n'est pas prévenu, je parais avoir deux yeux sains et naturels. »

OBSERVATION XXVIII (Inédite).
Clinique opthalmologique du Dr Abadie.

Irido-choroïdite de l'œil gauche. — Iridectomie. — Douleurs très-vives. — Irradiation douloureuse dans le domaine du trijumeau du côté gauche. — Menace d'accidents sympathiques. — Section du nerf optique et des nerf ciliaires. — Guérison.

Fergeaut, âgé de 14 ans, d'une bonne santé habituelle, a vu il y a un an, sans cause connue, sa vue baisser du côté gauche.

La cornée devint trouble, l'iris adhéra en plusieurs points.

L'œil du côté gauche était sain à ce moment.

On pratique une iridectomie qui n'amène aucun résultat.

Il y a deux mois, le malade fut pris de douleurs extrêmement vives dans l'œil gauche, les douleurs étaient presque continues, causaient de l'insomnie et s'irradiaient dans toute la face, le malade demandait à tout prix à être débarrassé.

A notre examen la cornée est opaque dans une assez grande étendue, légèrement saillante, l'iris adhérent, le cristallin cataracté.

L'œil présente son volume normal, sa tension paraît augmentée.

Du côté opposé, rougeur, larmoiement, à certains moments, la vue est très-insuffisante, il existe de la photophobie, et une légère douleur à la pression.

M. Abadie propose la section du nerf optique et des nerfs ciliaires qui est pratiquée le 10 mars.

Cette opération se pratique sans accident. Pas d'hémorrhagie. Légère rougeur de la conjonctive les jours suivants.

Le 12 mars, les douleurs ont entièrement disparu, la cornée est insensible, légèrement opaque.

Le malade est guéri.

Le 1er juillet nous trouvons la malade dans l'état suivant :

L'œil n'a nullement changé d'aspect.

La cornée est insensible.

Toute douleur spontanée et à la pression a disparu.

L'œil n'est pas atrophié.

Le malade se trouve dans une excellente situation et demande une coque oculaire artificielle.

Observation XXIX (Inédite).

Clinique ophthalmologique du Dr Abadie.

Luxation traumatique du cristallin. — Glaucome consécutif. — Phénomènes sympathiques à gauche. — Névralgie ciliaire. — Section du nerf optique et des nerfs ciliaires. — Guérison.

Lonot, mécanicien, âgé de 42 ans, reçut le 7 janvier 1867, un éclat de fonte qui pénétra dans l'œil droit et qui perfora probablement la cornée et la cristalloïde.

Huit jours après l'accident des douleurs extrêmement intenses se montrèrent du côté droit. Pendant six semaines, le malade ne put dormir et maintint en permanence de la glace sur son œil malade.

Les douleurs disparurent cependant un peu, mais pour revenir de temps à autre.

L'œil augmenta de volume progressivement.

A partir du 3 août, les douleurs devinrent très-intenses, il y eut du larmoiement et de la photophobie des deux côtés. La vision du côté gauche, au dire du malade, avait baissé sensiblement.

A notre examen, nous trouvons l'œil augmenté de volume, dur, sa tension a notablement augmenté. La cornée est trouble. La région ciliaire est douloureuse, il existe des points douloureux sur le trajet du trijumeau du côté droit.

Il y a de la photophobie et du larmoiement des deux côtés.

La vision de l'œil gauche = 2/7.

En présence de ces accidents, M. le Dr Abadie diagnostique une luxation du cristallin avec glaucome consécutif et menace d'accidents sympathiques à gauche. Il propose la section du nerf optique et des nerfs ciliaires qui est pratiquée par la méthode ordinaire sans accident.

Deux jours après toute douleur a disparu, ainsi que la photophobie qui gênait considérablement le malade.

L'acuité visuelle du côté gauche est revenue à S, = 1.

Nous recevons (1er Août 1879) des nouvelles du malade qui est dans un état très satisfaisant. Il nous dit qu'il a conservé pendant assez longtemps de la rougeur de la conjonctive, qui a aujourd'hui complétement disparu.

Observation XXX (Inédite).
Clinique opthalmologique du Dr Abadie.

— Blessure ancienne de l'œil droit. — Perte de la vision. — Névralgie ciliaire. — Névrotomie. — Guérison.

Orlain (Désiré) âgé, de 42 ans, prétend avoir toujours joui d'une excellente santé. Il y a 7 ans, son œil droit fut blessé par la pointe d'un couteau. Il y eut après l'accident quelques troubles inflammatoires, probablement à la suite d'une perforation de la cornée, puis tout rentra dans l'ordre. L'œil droit présentait son aspect normal; il ne s'était pas atrophié, n'était pas devenu staphylomateux, et n'était nullement douloureux.

L'œil gauche a toujours été sain, sa vision s'est maintenue parfaite.

Depuis le mois de septembre 1878, le malade a été pris de douleurs extrêmement vives dans l'œil droit. Ces douleurs n'irradiaient pas mais elles étaient continues et le malade venait demander à M. le Dr Abadie de le débarrasser de son mal insupportable.

L'œil de ce côté s'était troublé rapidement : A notre examen, nous constatons de la rougeur, du larmoiement de la photophobie; avec un stylet on s'assure qu'il existe une hyperesthésie générale de tout le globe oculaire.

La cornée présente une opacité diffuse, avec quelques vaisseaux à la partie externe.

A l'ophthalmoscope, on constate des masses cristalliniennes diffuses.

La tension du globe oculaire est légèrement augmentée, le globe oculaire n'a pas diminué de volume.

Toute perception lumineuse a disparu.

Il n'existe pas d'irradiation douloureuse dans le domaine du trijumeau.

La névrotomie du nerf optique et des nerfs ciliaires est proposée et pratiquée le 4 mars.

Le malade dit, du reste, qu'il ne se soumettrait à aucun prix à l'énucléation. La simple section d'un nerf ne l'effraye pas, dit-il, et il se livre avec plaisir aux mains de l'opérateur.

L'opération se pratique sans accident. Pas d'hémorrhagie, pas de projection de l'œil en avant.

Le muscle droit externe est sectionné, mais n'est pas suturé.

Application du bandeau compressif et des compresses d'eau phéniquée glacée.

Le lendemain, l'inflammation est modérée; rougeur et gonflement de la conjonctive, les paupières sont assez tuméfiées, mais recouvrant d'une façon très-satisfaisante le globe oculaire.

Le 5 mars. Les phénomènes inflammatoires n'ont pas disparu, la cornée est blanchâtre, principalement à la partie externe; en ce point elle est dépolie; et on craint une ulcération. Application rigoureuse du bandeau compressif.

Le 6. Etat stationnaire.

La douleur a complétement disparu; le globe oculaire est entièrement insensible. On peut promener sur la surface du moignon oculaire le stylet sans que le malade éprouve aucune sensation désagréable.

Le 8. Les phénomènes inflammatoires ont en partie disparu, il ne reste qu'un peu de catarrhe conjonctival, avec rougeur assez marquée de la conjonctive. La cornée s'est éclaircie et toute menace d'ulcération a disparu.

Le 12. Le malade sort de la Clinique dans un état très-satisfaisant et enchanté d'être débarrassé de ses douleurs.

Nous revoyons le malade deux mois après l'opération; le 15 mai, il se trouve alors dans l'état suivant :

Le moignon oculaire n'est nullement atrophié. Il est absolument insensible à la pression. Toute douleur a disparu.

La cornée a l'aspect qu'elle avait auparavant. L'iris est déformé. Il existe des débris capsulaires.

Légère injection périkératique. Léger catarrhe conjonctival.

L'œil du côté opposé est dans un état très-satisfaisant. S = 1.

Observation XXXI (Inédite).
Clinique ophthalmologique du Dr Abadie.

Sclérotite. — Atrophie du globe oculaire. — Névralgie ciliaire très-intense. — Névralgie du trijumeau. — Section du nerf optique et des nerfs ciliaires. — Guérison.

Le 2 juin. Je me trouvais en province chez mon ami le Dr Durdos, à Anet. Il voulut bien me présenter une de ses malades atteinte depuis déjà fort longtemps d'une névralgie du trijumeau ayant succédé à une sclérotite.

Jugeant ce cas très-favorable pour la névrotomie optico-ciliaire, j'adressai la malade à mon maître, M. le Dr Abadie.

Mlle A... est âgée de 69 ans, elle a joui, dit-elle, d'une excellente santé. Elle n'a jamais eu de rhumatismes ni aucun accident spécifique.

Sa vision était très-bonne jusque dans ces dernières années.

Il y a deux ans, elle vit apparaître au côté externe de l'œil gauche une petite tache qui avait, dit-elle, une teinte violette; l'œil s'injecta, se tuméfia, mais la douleur étant modérée, il n'existait qu'une gêne très-légère, un picotement insignifiant.

A ce moment la vision était parfaite. Bientôt l'œil devint rouge, il existait une tache beaucoup plus marquée, s'avançant du côté de la cornée.

Il y a sept mois environ la malade fut prise de douleurs ciliaires très-intenses avec photophobie intense, larmoiement.

Bientôt les douleurs intolérables irradièrent dans tout le côté droit de la face.

A ce moment survint un peu d'opacité de la cornée, et l'iris devint irrégulier, adhérent à la cornée.

La vision baissait tous les jours et elle devint bientôt presque nulle.

Malgré les traitements les plus énergiques (narcotiques à haute dose, injection sous-cutanée de morphine répétée deux fois par jour), les douleurs persistaient et la malade était décidée à tout pour s'en débarrasser.

La vision du côté opposé était assez bonne S = 2/7. A certains moments, cependant, la malade nous dit éprouver un peu de photophobie et un peu de larmoiement.

A l'examen nous trouvons une photophobie intense : il existe une sensibilité très-marquée de la région ciliaire, principalement au côté externe. La cornée est trouble, l'iris est déformé, adhérent à la cornée et au cristallin.

Le cristallin présente des opacités diffuses.

La conjonctive est rouge, injectée dans toute son étendue, en certains points elle présente une coloration violette manifeste.

Le volume de l'œil est diminué. Il y a une atrophie manifeste.

Sa tension nous paraît normale, en certains points même elle semble diminuée.

Il existe des points douloureux dans tout le domaine du trijumeau du côté gauche, mais principalement au niveau des trous sus et sous-orbitaires.

Toute perception lumineuse a disparu du côté de l'œil gauche.

L'examen à l'ophthalmoscope de l'œil droit ne nous indique aucune lésion.

En présence de cette malade, M. le Dr Abadie porte le diagnostic scléro-choroïdite antérieure, avec rétraction consécutive de la sclérotique, compression douloureuse des nerfs ciliaires par le tissu cornéen sclérosé, névralgie ciliaire consécutive, avec irradiation extrêmement douloureuse dans tout le domaine du côté gauche du nerf trijumeau.

M. Abadie propose la section du nerf optique et des nerfs ciliaires. Cette opération est acceptée et pratiquée

Le 11 juin, cette opération est pratiquée par le procédé décrit plus haut et sans accident. La dissection de la conjonctive est un peu laborieuse, la conjonctive enflammée depuis longtemps adhérait en effet assez intimement à la sclérotique.

L'écoulement sanguin est modéré.

Le muscle droit externe sectionné n'a pas été suturé.

L'œil remis dans la cavité orbitaire ne présente aucune tendance à être projeté en avant. On applique le bandeau compressif et des compresses d'eau phéniquée glacée.

Le lendemain 12 juillet, 2 heures de l'après-midi, rougeur très-marquée de la conjonctive.

L'œil n'est pas projeté en avant, les paupières le recouvrent parfaitement. Boursouflement de la conjonctive, au point où a été fait la section.

La cornée est absolument insensible.

La nuit a été excellente et la malade prétend que ses douleurs ont disparu.

La cornée est légèrement trouble, mais sans trace d'ulcération.

Le 15 juin, la malade peut parfaitement ouvrir ses yeux, la photophobie a disparu. Lorsqu'on presse sur les points sus et sous-orbiaires, on ne retrouve plus la sensibilité précédemment notée.

La malade dort, mange bien et se dit enchantée du résultat de l'opération.

Le 20 juin, le chémosis a complétement disparu, la cornée a reprit l'aspect qu'elle avait auparavant, il existe un très-léger strabisme externe.

Toute douleur a disparu et la malade nous quitte dans cet excellent état le 25 juin.

M. le Dr Durdos a bien voulu nous donner (28 juillet) des nouvelles de sa malade et il nous dit qu'elle se trouve dans un état très-satisfaisant. L'œil a bon aspect, la rougeur conjonctivale a disparu ainsi que les douleurs *si intenses auparavant.*

Réflexions. — Cette observation nous paraît démontrer l'influence de la compression exercée par la sclérotique altérée sur les nerfs ciliaires au point où ces nerfs pénètrent dans l'œil.

Nous admettons avec M. le Dr Abadie que la cause des névralgies persistantes était bien due à cette compression. Le traitement dans ce cas était naturellement indiqué et la section des nerfs ciliaires a en effet amené une prompte guérison.

Observation XXXII (inédite).

Clinique ophthalmologique du Dr Abadie. —

Irido-choroïdite consécutive à une opération de cataracte. — Névralgie ciliaire. — Pas d'irradiation. — Névrotomie. — Guérison.

Mme Henequin, 59 ans, à Coutance (Manche), mère de trois enfants bien portants, a, paraît-il, toujours joui d'une excellente santé.

Sa vision jusqu'à il y a deux ans, était assez bonne. A ce moment sa vue baissa et un médecin qu'elle alla consulter lui dit qu'elle avait une cataracte beaucoup plus marquée à droite qu'à gauche.

Il y a neuf mois, opération de cataracte de l'œil droit. Au dire de la malade, l'opération aurait été faite dans de très-bonnes conditions.

Pendant trois jours, aucun accident ne survint, mais le troisième jour, des phénomènes inflammatoires graves se montrèrent, les paupières étaient gonflées et distendues, collées le matin. Il existait des douleurs frontales extrêmement vives.

D'après ce que nous raconte la malade, il est probable qu'il y a eu à certain moment perforation de la cornée.

Les phénomènes inflammatoires se calmèrent en partie, mais les douleurs continuaient et la vision était absolument perdue, toute trace de perception lumineuse avait disparu.

En raison de cet état malheureux et principalement dans l'intention de se faire débarrasser de ces douleurs, la malade se décida à venir consulter M. le Dr Abadie.

Voici son état actuel : La conjonctive est rouge, enflammée, il existe de la photophobie et du larmoiement.

La cornée est opaque, principalement à la partie inférieure elle est assez vasculaire en ce point.

L'iris est enclavé, attiré en bas et en dehors.

Opacités cristalliniennes obturant l'ouverture pupillaire.

Il existe une légère augmentation de la tension oculaire.

Il existe une douleur extrêmement vive dans la région ciliaire, et un point douloureux sous-orbitaire très-marqué, nous ne trouvons pas d'autres irradiations douloureuses.

Les douleurs ciliaires sont presque continues et enlèvent tout repos à la malade.

Toute perception lumineuse a disparu du côté droit.

Il n'y a aucun retentissement du côté gauche. De ce côté, opacités cristalliniennes, bonne perception lumineuse.

La malade peut encore se conduire très-facilement.

M. Abadie propose la section du nerf optique et des nerfs ciliaires qui est pratiquée sans accident le 10 juillet. Pas d'hémorrhagie. Pas d'exophthalmie.

La malade sort de la Clinique dans un état très-satisfaisant. Toute douleur ciliaire a disparu et la malade réclame avec instance l'application d'une pièce artificielle. On attendra encore quelques jours avant d'appliquer un œil artificiel.

Observation XXXIII (inédite).

Clinique ophthalmologique du Dr Meyer.

Observation recueillie par MM. Caudron et Debierre, chefs de clinique (1).

Blessure de l'œil par un fragment de porcelaine. — Plaie pénétrante de la cornée, lésion de l'iris et du cristallin. — Douleurs ciliaires. — Section du nerf optique et des nerfs ciliaires. — Guérison.

Charles G..., âgé de 6 ans fut frappé le 2 janvier dernier par un fragment de porcelaine lancé par un de ses camarades. Il se présente à la clinique de M. le Dr Meyer, le 13 février 1879.

On constate une plaie pénétrante de la cornée et de la sclérotique d'une étendue de 8 mm. Cette déchirure de forme linéaire, partant du bord inférieur de la pupille partage en deux parties égales le segment inférieur et externe de la cornée et vient après avoir divisé la sclérotique et le corps ciliaire aboutir à 3 mm. au-dessous du limbe conjonctival.

L'iris présente une fissure allant de son bord libre jusqu'à la périphérie; la capsule a été ouverte et le cristallin cataracté par le traumatisme est aujourd'hui complétement résorbé. L'ouverture pupillaire est punctiforme ; ses bords sont adhérents à la capsule cristallinienne opacifiée.

(1) Nous remercions MM. Caudron et Debierre, chefs de clinique, de l'extrême obligeance qu'ils ont mise à nous communiquer ces observations.

L'œil offre au toucher une certaine sensibilité dans la région ciliaire aux abords de la cicatrice. La perception lumineuse est nulle.

La force visuelle de l'œil gauche est normale.

M. Meyer appelle l'attention des parents sur la possibilité d'une ophthalmie sympathique ; il est entendu que l'enfant restera en observation.

Le 27 mars, le jeune blessé revient. La tension de l'œil blessé est sensiblement au-dessous de la normale et l'atrophie du globe s'accuse fortement aux abords de la plaie. Il existe de l'injection périkératique, des douleurs spontanées peu intenses, mais qui s'accusent au au moindre contrat. L'enfant se plaint d'être incommodé par une lumière vive. La force visuelle de l'œil gauche est indemne.

Le 21 avril, l'enfant est ramené dans le même état, mais les parents réclament cette fois un traitement chirurgical qui mette l'enfant à l'abri des accidents qui leur ont été signalés pour l'œil sain.

Le 22 avril, l'enfant étant chloroformé. M. Meyer pratique d'abord la ténotomie du droit externe. Un fil de soie passé dans l'extrémité du muscle coupé permet de le maintenir renversé dans l'angle externe. Pendant qu'un aide au moyen d'une pince fixée près du bord externe de la cornée fait tourner horizontalement le globe oculaire en dedans, le chirurgien armé de ciseaux courbes débride largement le tissu sous-conjonctival jusque vers le pôle postérieur de l'œil. Chemin faisant on sectionne les deux obliques. Enfin la section du nerf optique étant faite, le pôle postérieur est complétement amené en avant, de façon que nous pouvons nous assurer de visu que tous les vaisseaux et les nerfs qui perforent la partie postérieure de l'œil ont été complétement divisés. La légère hémorrhagie qui s'est produite au moment de la section des vaisseaux du fond l'œil est arrêtée rapidement, lorsque l'œil est ramené dans sa position ordinaire. Les extrémités du fil qui traversent le tendon du droit externe sont alors passées aux angles supérieurs et inférieurs de la plaie conjonctivale, près du bord externe de la cornée, et fixées chacune solidement par une suture. Un bandeau compressif est placé sur l'œil.

La guérison se fait normalement sans présenter aucun accident. La réaction fébrile est nulle et l'enfant quitte la clinique au bout d'une semaine complétement guéri.

Nous avons vu l'enfant à différentes reprises et nous avons pu constater que la transparence de la cornée n'a pas été altérée un seul instant et que le globe n'a pas sensiblement diminué de volume depuis l'accident.

Observation XXXIV (inédite).

Clinique ophthalmologique du Dr E. Meyer.

Observation recueillie par MM. Caudron et Debierre, chefs de clinique.

Moignon atrophique. — Inflammation douloureuse périodique. — Photophobie du côté opposé. — Menace d'accidents sympathiques. — Section du nerf optique et des nerfs ciliaires. — Guérison.

Mlle Blanche, âgée de 10 ans, a perdu il y a longtemps la vision de l'œil droit. Elle se présente le 8 mai à la clinique avec un moignon atrophique qui est le siége d'inflammation périodique accompagnée de douleur et produisant dans l'autre œil des accès de photophobie. En recherchant à l'aide de la pointe d'un stylet l'état de la sensibilité du moignon atrophié, on trouve qu'il est le siége d'une hyperesthésie générale. La vision de cet œil est absolument nulle.

L'œil gauche après correction d'un léger astigmatisme myopique (cyl. 0,50, axe vertical) possède une force visuelle normale.

En présence de cette hyperesthésie générale du globe oculaire, de ces poussées inflammatoires déterminant de la photophobie dans l'œil sain, M. Meyer, voulant mettre l'enfant à l'abri d'une ophthalmie sympathique et désirant du reste conserver le moignon qui rendra plus facile l'application d'une pièce artificielle, conseille la section du nerf optique et des nerfs ciliaires.

On procède immédiatement à l'opération.

L'enfant étant chloroformé, on procède à l'opération comme il a été décrit précédemment.

On applique un bandage compressif fortement serré.

Le soir la température est à 37°, 1, et le pouls a 84 pulsations.

L'enfant ne se plaint d'aucune douleur orbitaire. Mais il a des vomissements nombreux et douloureux dus probablement à l'emploi du chloroforme. Ces vomissements se reproduisent encore dans la nuit.

Le 9 mai, au matin, T. 37°, 6. Pouls 104.
— au soir T. 37°, 6. Pouls 100.

Le bandage est enlevé le lendemain, il est un peu teinté de sang. L'œil et les paupières ont leur aspect habituel. Pas de douleur.

Bandeau compressif.

Le 10 mai, temp. 37°,5.

L'écoulement sanguin a cessé. La joue est le siége d'un léger œdème; une petite ecchymose siége à la partie interne de la paupière inférieure.

Bandeau compressif.

Le 11 mai, état stationnaire, l'œdème de la joue n'existe plus. L'ecchymose palpébrale a diminué. La cornée est intacte.

Le 12 mai. Un peu de sécrétion séro-sanguine.

On pratique des lotions fréquentes avec l'acide borique au 1/200.

Le 13 mai, la sécrétion a diminué. L'œil présente son aspect normal.

Même traitement.

Le 14 mai, la sécrétion est presque tarie.

L'enfant est complétement guéri.

L'enfant nous a été représenté six semaines après l'opération. L'état de l'œil est stationnaire.

Observation XXXV (inédite).

(Clinique du Dr Meyer),

Observation recueillie par MM. Caudron et Debierre.

Mme R... se présente à la clinique le 17 juillet 1879 se plaignant de douleurs violentes et continuelles de l'œil gauche. Cette malade est atteinte d'un double glaucome absolu pour lequel elle a déjà subi, au mois de décembre 1867 une double opération d'iridectomie faite par M. le D. Desmarres. A la fin de 1868, nouvelle iridectomie de l'œil droit par M. Liebriecht, et en 1870, même opération de l'œil gauche par le même opérateur.

Actuellement l'œil droit présente des altérations graisseuses de la cornée avec des cicatrices cystoïdes. La tension du globe oculaire est normale. La chambre antérieure est peu profonde. La malade peut encore distinguer, avec cet œil, les mouvements de la main à 1m,50.

Dans l'œil gauche, pas de chambre antérieure. Nombreuses altérarations graisseuses de la cornée et courbure staphylomateuse de cette membrane. La tension du globe oculaire est très-exagérée. Le pourtour de la cornée est le siége d'une injection vasculaire très-intense s'accompagnant de douleurs violentes s'irradiant dans tout le côté gauche du crâne. La perte de la vision est totale.

La malade réclame l'intervention d'uu traitement chirurgical qui la débarrasse de ces douleurs intolérables

M. Meyer se détermine pour la névrotomie optico-ciliaire à laquelle on procède le 29 juillet.

La malade étant endormie par le chloroforme, M. Meyer fait d'abord la ténotomie du muscle droit interne, puis détache le muscle droit externe de son insertion scléroticale, débride largement et profondément tout le tissu cellulaire sous-conjonctival à l'aide de ciseaux courbes, de manière qu'un aide, armé de pinces qui ont saisi la conjonctive près du bord externe de la cornée, puisse facilement rouler le globe oculaire horizontalement en dedans.

La section du nerf optique étant faite, le pôle postérieur est amené complétement en avant, de façon telle que l'on peut voir distinctement l'endroit où le nerf optique est sectionné. Alors l'opérateur rase complétement, à l'aide de ciseaux courbes, toute la surface qui entoure l'entrée du nerf optique dans le globe oculaire. L'hémorrhagie est peu intense et s'arrête facilement, l'œil étant ramené dans sa position normale. Le chirurgien fait alors écarter une des lèvres de la plaie conjonctivale du côté interne, va à la recherche du muscle droit interne qui est facilement retrouvé et suturé avec la conjonctive au niveau du bord de la cornée. On procède de la même manière pour la suture du muscle droit externe.

Un bandage compressif fortement serré est appliqué sur l'œil.

Depuis, le bandage est enlevé soir et matin, et nous n'avons constaté aucune réaction inflammatoire. La température et le pouls sont toujours restés normaux et la malade marche vers une guérison rapide. Les douleurs orbitaires et crâniennes ont complétement cessé.

Aujourd'hui 4 août, tous les mouvements du globe oculaire sont intacts. L'œil conserve sa place habituelle sans aucune projection en avant.

Observation XXXVI (inédite)

·(Clinique du Dr Meyer),

Observation recueillie par MM. Caudron et Debierre.

M. G... Louis, âgé de 19 ans, se présente à la Clinique le 30 novembre 1878. Ce malade a perdu l'œil droit il y a neuf ans à la suite d'une blessure pénétrante, faite par la pointe d'une lame de couteau. Actuellement on constate la présence d'une cicatrice horizontale de la cornée, commençant à deux millimètres du bord interne de cette membrane, et allant en s'élargissant jusqu'au bord opposé, où elle se termine dans la sélérotique avec une largeur de 4 millimètres. L'iris, accolé à la cornée, est enclavé dans la plaie et présente des dehiscences multiples. Il existe une injection péri-kératique s'accompagnant de larmoiement et de douleurs lancinantes s'irradiant dans l'orbite et la tempe.

La vision est totalement perdue et l'œil présente un léger degré d'atrophie antérieure.

L'œil gauche, très-légèrement hypermétrope (3/4 de dioptrie) a une force visuelle normale, mais présente un certain degré d'hyperesthésie de la rétine à la lumière, accompagnant les accès douloureux de l'autre œil.

M. le Dr Meyer conseille au jeune homme un traitement chirurgical qui le débarrassera de l'état inflammatoire de l'œil et des douleurs qu'il éprouve. En attendant on lui ordonne des applications chaudes sous l'influence desquelles les douleurs et les accidents inflammatoires disparaissent passagèrement.

Mais le malade revient le 30 juillet 1879 avec les mêmes accidents douloureux de l'œil droit, qui est le siége d'une injection périkératique. La face visuelle de l'œil gauche est toujours intacte.

Le malade réclame cette fois l'intervention chirurgicale qui le débarrasse de ces accès douloureux, revenant chaque fois qu'il est soumis à un excès de fatigue quelconque, et qui le mette tout à la fois à l'abri d'un accident sympathique de l'œil sain.

Le même jour, c'est-à-dire le 30 juillet 1879, le malade est soumis au sommeil chloroformique et M. le Dr Meyer pratique la névrotomie optico-ciliaire de la même manière que nous avons décrite dans l'observation précédente. L'opération se fait normalement sans incidents particuliers. L'hémorrhagie très-légère est arrêtée rapidement. Un bandage compressif est appliqué sur l'œil.

Pas de réaction fébrile. La température et le pouls sont restés normaux. Ni œdème des paupières ni projection du globe oculaire en avant. Le jeu musculaire est complétement intact.

Aujourd'hui 4 août, le malade marche vers une guérison rapide déjà presque complétement terminée.

CHAPITRE VI.

PROCÉDÉ OPÉRATOIRE.

I. — *Section intra-oculaire des nerfs ciliaires.*

Voici le procédé que l'on doit employer : il est décrit, en ces termes, par M. Meyer (1), dans son magnifique Traité des opérations qui se pratiquent sur l'œil :

Etant donnée la région douloureuse au toucher où la section des nerfs ciliaires doit être pratiquée, j'y soulève un pli de la conjonctive, près du bord de la cornée, exactement comme dans l'opération du strabisme, et je l'incise; puis, pénétrant avec la pointe des ciseaux mousses entre la conjonctive et la sclérotique, je débride dans la direction et dans l'étendue exigées par le plan de l'opération le tissu cellulaire qui unit les deux membranes. J'introduis alors un crochet à strabisme sous celui des muscles droits, qui est le plus rapproché de l'incision, et j'arrive ainsi à fixer l'œil, tandis qu'en même temps je détermine l'endroit de l'insertion musculaire que je ménage si possible, du moins en partie. Le crochet étant tenu de la main gauche, je ponctionne la sclérotique derrière la région ciliaire obliquement à sa surface, et de manière à éviter le cristallin. Je me sers d'un couteau étroit à tranchant légère-

(1) Traité des opérations qui se pratiquent sur l'œil.

ment concave, dans le genre du névrotome. La contre-ponction se fait de telle façon que la section terminée, j'ai une plaie linéaire parallèle à l'équateur du globe oculaire, et dans laquelle le corps vitré se présente immédiatement. La longueur de l'incision scléroticale doit être proportionnée à l'étendue de la région douloureuse. Je retire alors le crochet avec précaution, et je ramène la conjonctive vers la cornée ; dans quelques cas j'ai même réuni la plaie conjonctivale par un ou deux points de suture.

La réaction après l'opération est très-modérée et ne demande pas d'autres soins que le repos, des injections sous-cutanées de morphine, en cas de douleur ou d'insomnie, et le bandage compressif. »

Chez l'homme on pourrait très-avantageusement se servir de l'instrument recommandé par M. Ranvier (1) pour faire la section des nerfs de la cornée. M. Ranvier se sert d'un bistouri à lame cachée dont on peut faire saillir la pointe d'une quantité déterminée. Cet instrument étant réglé de façon que son extrémité tranchante soit dégagée dans une longueur correspondant à la moitié de l'épaisseur de la cornée sur laquelle on veut agir, on arrive, en le manœuvrant comme un scarificateur, à sectionner les nerfs de n'importe quelle région de cette cornée, tout en ménageant ses couches profondes.

II. — *Section des nerfs ciliaires en arrière du globe oculaire.*

Voici le procédé employé par Snellen (2).

« Après que le malade fut chloroformé, je pratiquai, dit Snellen, le long du bord supérieur du droit externe une

(1) Ranvier. Compte-rendu de l'Académie des sciences, séance du 26 mai 1879.

(2) Snellen. Archiv für ophthalmologie, vol. XIV, p. 257.

section conjonctivale d'avant en arrière, et j'ouvris de cette façon la capsule de Ténon.

« J'écartai alors la gaîne du muscle droit externe de la sclérotique, afin de parvenir plus facilement à la partie postérieure du bulbe. Je cherchai ensuite le nerf optique avec des ciseaux courbes que j'introduisis fermés dans la plaie. Je sentis facilement le nerf optique avec la pointe des ciseaux, tandis qu'un aide tournait fortement l'œil en dedans, en ne le repoussant pas directement en arrière. Les ciseaux toujours fortement portés sur la sclérotique, je fis de petites sections jusqu'au nerf optique. A ce moment survint une hémorrhagie, provenant sans doute de la section des vaisseaux ciliaires. On pratiqua la suture de la conjonctive. »

La section des nerfs ciliaires chez l'homme en arrière du globe oculaire présente de grandes difficultés sur le cadavre, elle est difficilement praticable.

La section des paupières au niveau de la commissure externe donnerait un jour suffisant pour arriver sur le faisceau externe des nerfs ciliaires. La section des nerfs ciliaires internes présenterait beaucoup plus de difficulté.

Un névrotome recourbé qui embrasse le nerf optique dans sa concavité et que l'on peut conduire en divers points peut permettre la section de quelques-uns de ses filets. Cette opération expose à la lésion de parties importantes (vaisseaux, sclérotique, etc.).

Sur le chien, grâce à une disposition anatomique spéciale, nous avons pu arriver à sectionner, sans un trop grand traumatisme, les nerfs ciliaires, en arrière du globe oculaire. (Voir au chapitre Expérience, le détail de mes expériences.)

III. — *Section du nerf optique et du nerf ciliaire en arrière du globe oculaire, au point où le nerf optique vient perforer la sclérotique.*

Albrecht de Græfe (1) a un des premiers décrit la section du nerf optique de la façon suivante :

« La section du nerf optique ne présente en elle même aucune difficulté. On tire hors de l'orbite l'œil malade, en général phthisique, avec une pince à fixer, dans le sens de l'axe du nerf optique; on conduit ensuite un névrotome particulier droit vers la paroi externe de l'orbite, on le conduit vers le fond de l'orbite et l'on coupe le tronc du nerf optique qui se présente très-bien, à quelques lignes du globe oculaire. »

Rondeau (2) recommande le procédé suivant : « Rien n'est plus facile que cette opération, que j'ai pratiquée bien des fois à l'amphithéâtre, qui consiste, après avoir fait une petite ouverture à la partie supérieure et interne de la conjonctive, à introduire un petit ténotome courbe en le maintenant appuyé sur le globe oculaire. On sectionne du même coup les nerfs ciliaires, le nerf optique et l'artère centrale. »

Cette section sous-cutanée aurait de grands avantages si elle pouvait être pratiquée en toute sécurité. Dans nos recherches sur le cadavre nous avons pu assez facilement arriver à sectionner par la méthode sous-cutanée le nerf optique. Voici comment nous procédions :

Après avoir sectionné la conjonctive entre le droit ex-

(1) Albrecht von Græfe. Archiv für ophthalmologie, vol. XIX. 2e partie, p. 251.

(2) Rondeau. Thèse de Paris, 1866, p. 126.

terne et le droit inférieur et après avoir détaché la conjonctive assez profondément dans une certaine étendue, nous introduisions en rasant la face externe du globe oculaire un ténotome à pointe mousse et moyennement recourbé.

Lorsque nous étions arrivé assez profondément, nous dirigions la pointe mousse de notre ténotome de façon à accrocher le nerf optique, ce qui nous était indiqué par les mouvements de dedans en dehors que nous pouvions imprimer à l'œil. On exerçait alors un mouvement de traction assez énergique et si le nerf optique avait été bien saisi et bien sectionné le globe oculaire faisait immédiatement saillie en avant, jouissant de mouvements de latéralité assez marqués, il était alors nécessaire d'introduire de nouveau le nevrotome afin de sectionner entièrement toutes les parties vasculaires ou nerveuses qui auraient pu échapper à la section. Nous avons pu par ce procédé faire des sections assez complètes du nerf optique et des nerfs ciliaires.

Sur les chiens on parvient assez facilement par ce procédé à insensibiliser la cornée.

Nous dirons plus loin ce que nous pensons de ce procédé.

M. le Dr Landesberg (1) recommande la méthode de Græfe décrite plus haut et sectionne le muscle droit interne.

Voici le procédé recommandé par M. le Dr Boucheron (2) :

Entre le muscle droit supérieur et le droit externe, à 1 cent. de la cornée, on coupe la conjonctive et la capsule de Ténon. On pénètre ensuite avec des ciseaux courbes

(1) Landesberg. Arch. für ophth., 1869.

(2) Boucheron. Gazette médicale, 1876.

entre la capsule et l'œil. Attirant alors en avant le globe oculaire saisi près de la cornée par de fortes pinces à griffes, on tend le nerf optique comme une corde rigide. Le nerf optique est sectionné, les nerfs ciliaires et les artères ciliaires sont aussi coupés avec quelques petits coups de ciseaux. Une petite hémorrhagie se produit et s'arrête facilement avec un peu de compression sur l'œil.

Veut-on parfaire l'opération et être absolument sûr qu'on n'a laissé échapper aucun nerf ciliaire? Lorsque la section du nerf optique et du nerf ciliaire est achevée, on agrandit l'ouverture de la capsule et à l'aide d'une seconde pince à griffes on va saisir la sclérotique dans l'hémisphère postérieur de l'œil, ce qui met sous les yeux la section du nerf optique; on peut alors couper à son aise les nerfs ciliaires qui forment une couronne autour du nerf optique.

Rien ne peut échapper et l'opération est d'une précision parfaite.

Voici comment procède M. le Dr Dianoux (1) :

1° Ecartement des paupières avec le blépharostat ;

2° Section de la conjonctive et de la capsule de Ténon, entre le droit interne et le droit inférieur, sur une longueur de 1 centimètre et demi environ, parallèlement à la direction de ces muscles :

3° Section à coups de ciseaux courbes appliqués sur le globe comme dans la strabotomie ;

4° Introduction du petit doigt jusqu'au contact du nerf optique;

5° Section du nerf optique et des nerfs ciliaires sur le doigt servant de conducteur ;

(1) Dianoux. De l'énervation du globe oculaire. Nantes, 1879. Extrait du Journal de médecine de l'ouest, 1er trimestre 1879.

6° Dénudation avec les ciseaux de tout l'hémisphère postérieur;

7° Introduction du crochet à strabisme avec lequel on s'assure qu'il ne persiste plus aucune attache, ce que l'on peut faire également avec le doigt.

L'écarteur est alors retiré, une éponge imbibée d'eau froide appliquée sur les paupières, puis une compression légère est établie pendant les premières heures et remplacée par des compresses d'eau froide pendant les deux ou trois premiers jours.

Schoeler (1) pratique la section du nerf optique et des nerfs ciliaires de la façon suivante :

Après anesthésie, alors que les paupières ont été soulevées par un écarteur et qu'un des assistants a attiré le bulbe en dedans au moyen d'une pince à fixation, on coupe, après ouverture de la conjonctive, le muscle droit externe avec des ciseaux à strabisme courbes; on fait ensuite pénétrer une aiguille armée de catgut à travers le tendon du muscle écarté et ensuite à travers la conjonctive qui se trouve au-dessus.

Pendant qu'avec la main gauche on éloigne la conjonctive et le muscle en les tirant légèrement avec un fil de catgut on sectionne la conjonctive en haut et en bas jusqu'aux muscles droits correspondants qu'on attire en se tenant très-près de la surface supérieure de l'œil et à gauche. Lorsqu'on est arrivé à l'entrée du nerf optique, on introduit des ciseaux d'énucléation anglais courbes, à pointes mousses et fermés; on les ouvre et on coupe en avançant le nerf optique d'un seul coup de ciseaux. Au moment de la section on s'éloigne de la surface supé-

(1) Schoeler. Jaherbericht für Augen-klinik de 1877. Berlin, 1878.

rieure du bulbe pour conserver au globe oculaire un tronc de nerf faisant saillie.

L'hémorrhagie consécutive est-elle forte, le bulbe est placé contre les paupières, l'élévateur des paupières est immédiatement enlevé et l'œil comprimé avec une éponge jusqu'à ce que la projection de l'œil en avant ne se produise plus. Schœler fait ensuite maintenir les paupières ouvertes par un assistant, et tourne fortement le globe oculaire en dedans au moyen d'une pince à fixation et il introduit avec la main droite à travers la plaie dans la profondeur un couteau analogue au crochet à cataracte, à pointe arrondie. Ce nevrotome possède une pointe susceptible d'être courbée et à laquelle on peut donner une courbure analogue à la surface supérieure du bulbe.

Arrivé dans la loge postérieure de l'œil on se rend compte par des mouvements de va et vient qu'aucun filet nerveux n'est resté. On retire alors le nevrotome.

On constate enfin par la pression avec une sonde mousse que la cornée est entièrement anesthésiée, que la région ciliaire n'est pas restée sensible à la pression et on fait fermer l'œil au moyen d'une forte bande.

Voici comment procède notre maître M. le Dr Abadie :

Attirant fortement au moyen d'une pince à fixation le globe oculaire en dedans, M. Abadie sectionne la conjonctive, puis le muscle droit externe avec des ciseaux à strabisme, recourbés et à pointes mousses ; cet opérateur chemine ainsi assez profondément, puis attirant fortement le globe oculaire en dedans et en avant, il glisse les ciseaux en arrière du bulbe. A ce moment, si la section a été bien faite, l'œil est projeté en avant. On le fait alors basculer, sectionnant à petits coups les parties fibreuses, vasculaires et nerveuses qui le maintiennent. On amène ainsi le pôle postérieur dans la plaie, et on peut alors examiner l'effet et l'étendue de la section, compléter même la section des parties nerveuses, si elle est incomplète.

Après s'être bien assuré que l'hémorrhagie a été arrêtée, on remet le globe oculaire en place, sans suturer le droit externe, et on applique le bandeau compressif.

Voici le procédé opératoire de M. le Dr Meyer :

M. Meyer pratique d'abord la ténotomie du muscle droit externe. Un fil de soie passé dans l'extrémité du muscle coupé permet de le maintenir renversé dans l'angle externe. Pendant qu'un aide, au moyen d'une pince fixée près du bord externe de la cornée, fait tourner horizontalement le globe en dedans, le chirurgien armé de ciseaux courbes débride largement le tissu sous-conjonctival jusque sous le pôle postérieur de l'œil. Chemin faisant on sectionne les deux obliques, et, enfin, la section du nerf optique étant faite le pôle postérieur est complétement amené en avant, de façon que l'on peut s'assurer, *de visu*, que tous les vaisseaux et les nerfs qui perforent la partie postérieure de l'œil sont complétement divisés. La légère hémorrhagie qui se produit au moment de la section des vaisseaux du fond de l'œil s'arrête rapidement lorsque l'œil est ramené dans sa position ordinaire. Les extrémités du fil qui traverse le tendon du droit externe sont alors passées aux angles supérieur et inférieur de la plaie conjonctivale, près du bord externe de la cornée, et fixées chacune solidement par une suture. Un bandage fortement serré est placé sur l'œil.

Dans d'autres observations, M. le Dr Meyer a non-seulement sectionné le droit externe, mais encore le droit interne, de façon à se créer une très-large voie.

En résumé, plusieurs procédés se présentent pour pratiquer la section rétro-oculaire du nerf optique et des nerfs ciliaires :

1° La section sous-cutanée. (Rondeau.)

2° La section des nerfs, sans intéresser les muscles. (Boucheron, Dianoux.)

3° La section des nerfs avec section du muscle (Schœler, Abadie, Meyer), avec suture consécutive du muscle. (Schœler, Meyer.)

La section sous-cutanée nous paraît peu praticable sur le vivant, elle a le grand inconvénient, d'après nous, de ne pas permettre de savoir les parties que l'on sectionne; on opère en tâtonnant comme dans toute section sous-cutanée. La section des nerfs peut être incomplète.

Cette section sous-cutanée doit être en outre assez difficile à pratiquer sur le vivant; et les tractions que l'on est obligé d'exercer sur le ténotome ne doivent pas être sans inconvénients pour le globe oculaire. Elle expose en outre à la lésion de parties importantes, muscles et nerfs voisins, et, ce qui est beaucoup plus grave, à la lésion de la sclérotique et à l'issue du corps vitré.

Nous avons observé ce dernier accident sur un chien auquel nous pratiquions la névrotomie par la méthode sous-cutanée.

Dans les cas d'hémorrhagie, le sang ne peut pas s'écouler à l'extérieur, il s'infiltre alors dans tout le tissu cellulaire rétro-oculaire, accident extrêmement grave.

La pénétration dans la loge postérieure du globe oculaire, à travers une boutonnière pratiquée entre deux muscles, sans section de ces muscles, ainsi que l'ont recommandé MM. Dianoux et Boucheron, nous paraît dangereuse à exécuter.

Le jour que l'on se crée à travers la conjonctive nous paraît insuffisant, et l'on doit être peu à l'aise pour manœuvrer avec des ciseaux courbes d'un certain volume dans un espace aussi restreint.

Nous préférons donc, à l'exemple de MM. Schœler, Abadie, sectionner le muscle, et cette méthode nous paraît présenter les avantages suivants :

Elle permet de se créer une voie très-large, à travers laquelle on peut facilement arriver jusqu'au nerf optique, faire basculer le globe oculaire, amener le pôle postérieur dans la plaie, et s'assurer ainsi que les sections nerveuses ont été complètes.

Dans les cas d'hémorrhagie, cette section permet l'écoulement du sang à l'extérieur, elle permet d'éviter l'infiltration du tissu cellulaire de l'orbite.

Nous pensons que la simple section de la conjonctive sans section musculaire expose à l'infiltration sanguine du tissu cellulaire du globe orbitaire, accident extrêmement grave ; le globe oculaire se trouvant en effet comprimé en arrière par le sang épanché et en avant par les paupières, se sphacèle; un phlegmon orbitaire avec toutes ses conséquences désastreuses éclate.

C'est là ce malheureux accident survenu chez le premier malade opéré par M. le Dr Boucheron.

Nous pensons que si dans ce cas on avait pratiqué une large ouverture avec section musculaire de la partie externe de l'œil, le sang, dès que l'hémorrhagie est survenue, aurait pu s'écouler à l'extérieur et les chances d'infiltration auraient par conséquent été bien moindres.

La suture du muscle sectionné nous paraît avantageuse, elle permet d'éviter le strabisme signalé dans certaines de nos observations.

Le pansement à pratiquer après l'opération a une certaine importance. Avec M. le Dr Abadie nous recommandons le bandeau compressif soigneusement appliqué en ayant soin de maintenir jour et nuit, pendant au moins vingt-quatre heures, des compresses d'eau phéniquée glacée.

L'appareil instrumental pour pratiquer cette opération est peu compliqué :

On devra se munir d'aiguilles armées d'un fil ordinaire ou de catgut, de deux écarteurs; de pinces à griffe et à fixation; de ciseaux recourbés et à pointes mousses.

Nous attachons une certaine importance à la forme des ciseaux, et nous avons fait construire par M. Collin des ciseaux qui présentent la courbure suivante, exactement conforme à la celle du globe oculaire :

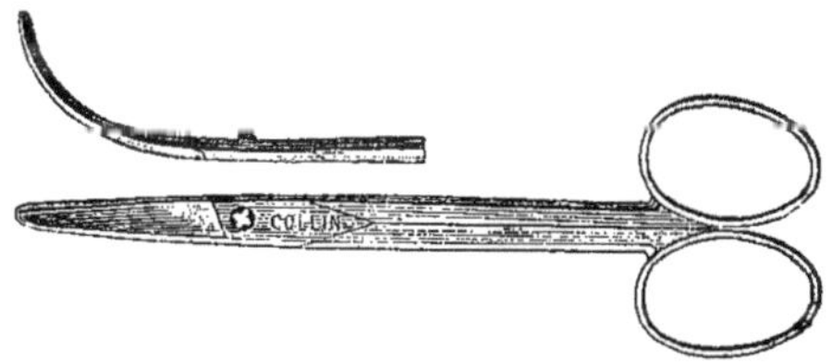

Grâce à cette courbure, on arrive très-facilement, sitôt après la dissection de la conjonctive, sur le nerf optique qu'on sectionne d'un seul coup. Le seul temps difficile de l'opération se trouve ainsi supprimé, et il suffit, dans ces conditions, de quelques minutes pour terminer l'opération.

CHAPITRE VII.

ACCIDENTS DE L'OPÉRATION.

Les accidents de la névrotomie optico-ciliaire sont peu nombreux, si nous en jugeons d'après le résultat des opérations qui se trouve consigné dans nos nombreuses observations.

Les accidents peuvent se montrer :

1° Pendant l'opération ;

2° Après l'opération.

1° *Pendant l'opération.* — On peut éprouver une certaine difficulté à séparer la conjonctive du globe oculaire dans les cas où des inflammations intenses ont amené des adhérences entre la conjonctive et la capsule de Ténon. Dans deux observations du Dr Abadie, on a eu une certaine difficulté à pratiquer cette dissection. L'opération a dans ce cas été plus longue, mais a pu s'effectuer sans accidents.

La *perforation de la sclérotique* peut être observée. Cet accident que nous ne trouvons signalé dans aucune de nos observations doit être à craindre dans le cas où le globe est mou, atrophié. Les ciseaux pointus doivent être absolument proscrits.

Si cet accident se produisait, il faut dans certains cas pratiquer l'énucléation de l'œil.

La section du nerf optique peut quelquefois être difficile. Nous attachons une très-grande importance à l'emploi de ciseaux à courbure spéciale. Les ciseaux spéciaux que nous avons fait construire par M. Collin permettent la section facile du nerf optique et dans un temps très-court.

On doit éviter de sectionner les muscles voisins, le petit oblique, le grand oblique, le droit supérieur, etc., et les ciseaux ne doivent pas plonger trop profondément dans l'orbite, car on aurait à redouter dans ces cas la lésion de parties vasculaires ou nerveuses importantes.

2° *Après l'opération.* — Signalons avant tout l'*hémorrhagie*. Cet accident ne s'est pas montré dans nos observations avec un caractère sérieux.

Dans une seule observation, celle de M. le Dr Boucheron, l'hémorrhagie a amené des accidents très-graves. Le sang s'est infiltré dans le tissu cellulaire retro-oculaire, l'œil a été repoussé en dehors et pressé d'un côté en avant par les paupières, en arrière par le sang s'épanchant dans une cavité inextensible, s'est sphacélé.

Nous redouterions fort ces accidents d'hémorrhagie et d'infiltration dans les cas où l'on se fraye une voie insuffisante pour aller à la recherche du nerf optique ; nous ne les redoutons plus, lorsque, à l'exemple de MM. Schœler, Abadie, Meyer, nous faisons la section d'un muscle qui nous crée une large voie (voir Procédé opératoire). L'hémorrhagie survient-elle, rien n'est plus facile que de permettre l'évacuation du sang au dehors en attendant un certain temps avant de replacer le globe oculaire dans la cavité orbitaire. Pour nous, ainsi que nous l'avons établi plus haut, le procédé de névrotomie avec section musculaire présente l'avantage énorme de se mettre à l'abri des conséquences désastreuses dans le cas particulier de conservation du bulbe, de l'hémorrhagie.

Dans aucune de nos observations, nous ne voyons des accidents sérieux d'hémorrhagie ; à peine signale-t-on dans quelques-unes d'entre elles un léger écoulement sanguin un peu d'exophthalmie (observation I et II de Schœler), mais ces accident cèdent très-rapidement à l'emploi d'une douce compression et de l'emploi de la glace.

L'*ecchymose des paupières*, l'infiltration sous-conjonctivale de sang sont des accidents fréquents, mais sans gravité et qui disparaissent promptement.

Les *accidents inflammatoires* sont généralement peu marqués; le bandeau compressif avec les compresses d'eau glacée que le Dr Abadie recommande vivement, les font généralement disparaître.

Les *accidents du côté de la cornée* sont généralement peu intenses et c'est avec un profond étonnement que l'on voit la cornée garder sa transparence. Dans quelques-unes de nos observations, nous trouvons noté une légère opacité, des menaces d'ulcération, mais jamais d'accidents graves de fonte de l'œil.

Le *phlegmon de l'œil* n'a été noté dans aucune de nos observations; si cet accident survenait, il faudrait sans hésitation pratiquer l'énucléation.

Dans certains cas (obs. Schœler), on a observé des *ulcérations de la cornée* succédant à des irritations produites sur l'œil anesthésié par un œil artificiel. La privation de l'œil artificiel pendant quelques jours, la suture des paupières amènent une guérison prompte de ces accidents.

L'*incapacité motrice* ne s'observe que lorsque l'opération a été pratiquée sans règle et dans les cas où l'on a coupé maladroitement un trop grand nombre de muscles.

Le *strabisme* doit être évité et pour cela on doit suturer très-soigneusement le muscle sectionné.

Quant à l'*atrophie du globe*, si nous en jugeons d'après nos observations et nos expériences, nous devons admettre que l'œil conserve, à la suite de la section du nerf optique et des nerfs ciliaires, pendant très-longtemps son volume. Une très-légère atrophie est du reste une chose très-désirable dans les cas d'augmentation de volume du globe oculaire (voir les observations de Schœler).

Nous dirons enfin que certains malades peuvent conserver pendant très-longtemps de la rougeur de la conjonctive avec une légère sécrétion. Cet accident sans gravité cède généralement assez rapidement aux lotions d'acide borique ou de sous-acétate de plomb liquide.

CHAPITRE III.

I. — Indications et contre-indications de la section des nerfs ciliaires.

II. — indications et contre-indications de la section des nerfs ciliaires et du nerf optique.

I. — 1° *Section intra-oculaire des nerfs ciliaires.* Les indications de la section intra-oculaire des nerfs ciliaires, telle que l'a proposé le premier M. E. Meyer sont très-restreintes.

Cette opération nous paraît devoir rendre de grands services dans les cas de névralgie ciliaire limitée à quelques fibres nerveuses. Si l'exploration attentive de la région ciliaire indique un point limité très-douloureux, on devra tenter la section intra-oculaire des nerfs correspondant au territoire douloureux.

Les observations de Meyer, Secondi, Lawrence, les observations très-nombreuses de Schweiger, (1) prouvent que l'on aurait grand tort d'abandonner cette opération.

Celle-ci peu grave et facile à pratiquer nous paraît surtout indiquée dans les cas où la vision de l'œil douloureux est conservée. Alors que l'on ne peut songer ni à l'énucléation, ni à la section des nerfs ciliaires et optique,

(1) Schweiger. Die sympathische Gesichtsstœrungen von A. Mooren. Deutsche Klinik, n° 42, und Replik, p. 49, et Berliner Klinik Wochenschrift, 1878, 28 mai, p. 281.

la section intra-oculaire des nerfs doit être tentée. Même dans les cas de menace d'ophthalmie sympathique et dans ceux d'ophthalmie sympathique nettement accusée *avec conservation de la vue de l'œil primitivement atteint*, cette section nerveuse est préférable à l'énucléation et à la section des nerfs optique et ciliaires.

Elle est contre-indiquée dans les cas où toute vision a disparue ; lorsqu'il y a menace d'accidents sympathiques il faut en arriver à des opérations plus radicales, l'énucléation ou la section des nerfs ciliaires et du nerf optique.

Si l'ophthalmie reflexe est de forme maligne, l'énucléation doit être préférée à la section intra-oculaire des nerfs ciliaires.

Si l'énucléation est jugée nécessaire et si le blessé la repousse formellement, on doit proposer la section des nerfs ciliaires ou mieux la section des nerfs ciliaires et du nerf optique.

Quant à l'argument tiré de la régénération possible des nerfs invoquée par certains auteurs (Mooren, Waston, Arlt, Hirschberg) il nous paraît théorique et avec Schweiger nous demandons des observations nettes et précises qui nous démontrent cette régénération. Ne peut-on pas du reste pratiquer sans inconvénient une nouvelle section, dans les points où la sensibilité revient ?

2° *Section des nerfs ciliaires en arrière du globe oculaire.* Les matériaux pour nous prononcer sur la valeur de cette opération nous manquent ; nous ne possédons en effet que l'observation de Snellen où cette section ait été pratiquée.

Si nous en jugeons cependant par nos expériences sur les animaux, nous croyons que cette opération doit être tentée dans quelques cas spéciaux. Elle présente l'avantage de permettre la section d'un grand nombre de filets nerveux, tout en conservant la vision et en n'amenant pas de troubles trop sérieux dans la circulation du nerf optique (voir expériences). Elle nous semble dès lors indiquée lorsque avec des menaces d'ophthalmie sympathique et une violente névralgie ciliaire la vision est conservée sur l'œil primitivement atteint.

Cette section rétro-oculaire des nerfs ciliaires exposerait moins que la section intra-oculaire à la régénération des nerfs et à la réapparition des douleurs.

L'objection la plus grave que l'on puisse faire à cette opération est la difficulté très-grande qu'il y a chez l'homme à aller atteindre sans trop de désordres les filets ciliaires qui entourent le nerf optique, sans lésion de ce tronc important. La section rétro-oculaire des nerfs ciliaires par les procédés décrits jusqu'ici chez l'homme nous paraît d'une difficulté extrême.

II. Nous arrivons maintenant à l'objet principal de notre travail.

Dans quels cas faut-il pratiquer la section du nerf optique? Dans quels cas cette section du nerf optique et des nerfs ciliaires est-elle indiquée? Cette opération doit-elle remplacer l'énucléation dans l'ophthalmie sympathique?

La section du nerf optique doit être pratiquée, ainsi que l'a le premier exécuté de Græfe dans les photophises intenses et gênantes survenant chez des malades ayant perdu la vue depuis longtemps. L'observation de de Græfe prouve la valeur de la névrotomie dans ce cas particulier.

La section du nerf optique doit aussi être faite, dit de Græfe, lorsque l'on craint qu'une tumeur maligne de l'œil ne se propage par le nerf optique. Nous croyons cependant que si le diagnostic de tumeur maligne est assuré, il faut pratiquer sans retard l'énucléation.

La section du nerf optique et des nerfs ciliaires est contre-indiquée, toutes les fois que le premier œil a conservé un degré d'acuité visuelle suffisante.

L'œil étant dans un repos complet et tout processus inflammatoire y paraissant terminé, il y a contre-indication à sectionner préventivement les nerfs optiques et ciliaires dans les moignons actuellement insensibles, indolores spontanément ou à la pression.

Dans le phlegmon oculaire grave, la névrotomie doit céder le pas à l'énucléation (Gayet, Mollière, Vignaux.)

Le gliome de la rétine, le sarcome de la choroïde, de la sclérotique, du corps ciliaire, certains épithéliomas récidivants, même limités de la conjonctive bulbaire et de la cornée nécessitent l'énucléation et contre-indiquent la névrotomie.

Les staphylomes volumineux, avec augmentation du volume de l'œil et de la pression intra-oculaire sont améliorés par la section du nerf optique et des nerfs ciliaires. Cette section en amenant une légère atrophie du globe permet parfois, la fermeture des paupières qui ne pouvait s'accomplir avant l'intervention chirurgicale et l'application d'un appareil prothétique parfait.

Dans les observations de Schœler nous voyons des staphylomes volumineux de l'œil diminuer rapidement et permettre l'application au bout de 2, 3 mois d'une coque oculaire.

C'est là une précieuse ressource que nous offre la névrotomie optico-ciliaire ; elle mérite toute l'attention des ophthalmologistes.

Nous arrivons enfin à l'étude la valeur de la section du

nerf optique et des nerfs ciliaires dans l'ophthalmie sympathique.

Il n'est pas en chirurgie oculaire de question plus grave, plus digne de fixer l'attention du médecin que celle de la conduite à tenir en présence d'un œil détruit et menaçant son congenère.

Si nous consultons les ophthalmologistes qui ont pratiqué des sections des nerfs de l'œil, nous les trouvons partagés en deux camps :

Les uns considérant la névrotomie comme devant remplacer l'énucléation dans la grande majorité des ophthalmies sympathiques (Rondeau, Boucheron, Dianoux, Abadie) ;

Les autres réservant la névrotomie pour les cas où l'on emploie aujourd'hui l'énucléation préventive,et n'osant pas se prononcer sur sa valeur curative dans le traitement de l'ophthalmie sympathique, franche et déclarée (Schœler, Meyer, Hirschberg).

Si nous consultons les observations assez nombreuses que nous avons sous les yeux, nous voyons qu'un jugement net et précis sur une semblable question nous est interdit. C'est aux ophthalmologistes de nous éclairer sur ce point important, en pratiquant très-souvent l'opération que nous proposons aujourd'hui, et en nous en donnant, sans parti pris, les résultats.

Nous considérons comme jugée aujourd'hui, la valeur de la section du nerf optique et des nerfs ciliaires :

1° Dans les moignons douloureux spontanément ou sensible à la pression, sans retentissement sur l'œil voisin ;

2° Dans les névralgies rebelles à répétition avec accès inflammatoire succédant à des lésions du corps ciliaire avec issue du cristallin ou de l'humeur vitrée ;

3° Dans l'irido-cyclite purulente, dans les irido-choroïdites, irido-capsulites traumatiques ou spontanées avec amaurose totale;

4° Dans la sclérite avec compression par la sclérotique des nerfs ciliaires;

5° Dans les cas de corps étrangers de l'œil s'accompagnant de douleurs se succédant à intervalles rapprochés;

6° Dans les cas ou des plaques calcaires des membranes profondes de l'œil viennent exercer une irritation sur les filets ciliaires.

7° Dans les luxations du cristallin avec glaucome consécutif (Schœler, Abadie), dans les cas de glaucome avec accès douloureux et perte de la vision.

Dans tous ces circonstances, dont le nombre, on le voit, est assez grand, la névrotomie agit d'une façon merveilleuse; elle fait cesser les douleurs intenses et les phénomènes inflammatoires.

Elle agit donc dans toutes ces lésions oculaires aussi efficacement que l'énucléation préventive dont elle doit à partir de ce jour, prendre la place dans la thérapeutique oculaire.

Comment, en effet, n'être pas frappé des avantages énormes que présente la névrotomie sur l'énucléation! La névrotomie, d'après nos observations, étant aussi efficace que l'énucléation préventive, est-il permis un instant d'hésiter entre ces deux procédés?

La névrotomie est une opération facile, nullement dangereuse, lorsqu'elle est pratiquée dans de certaines conditions. Elle est très-facilement acceptée par les malades qui, au contraire, et cela à tort ou à raison, considèrent l'énucléation comme une des opérations les plus redoutables de la chirurgie. Si les blessés repoussent énergiquement l'énucléation, ils acceptent au contraire la section d'un nerf, qui les débarrassera de leur douleur et leur permettra de conserver leur œil dans un excellent état.

Cette opération ne nuit nullement à l'harmonie des formes et à l'aspect de la physionomie.

Elle permet de conserver un moignon qui ne subit à la longue qu'une atrophie très-lente et qui peut donner tous ses mouvements à la pièce d'émail qu'il supporte.

Lorsque la cornée n'a pas subi d'altération, elle conserve sa transparence, la coque oculaire devient inutile, le malade, au lieu de la cavité vide, repoussante succédant à l'énucléation, peut conserver *son* œil avec sa forme, ses mouvements ; il ne lui sera pas nécessaire de s'imposer la lourde dépense d'un appareil prothétique qui devra être renouvelé tous les ans, et qu'il peut être exposé à briser fréquemment, surtout s'il s'agit d'un ouvrier adonné à de rudes travaux.

Chez les enfants, cette opération a le grand avantage de ne pas priver l'œil d'un moignon oculaire et d'éviter ainsi l'atrophie de la cavité orbitaire et du côté correspondant de la face.

Dans les cas où l'on craint l'apparition du côté opposé des phénomènes sympathiques, la névrotomie nous paraît tout aussi efficace que l'énucléation. N'avons-nous pas démontré que les principales voies de propagation de l'ophthalmie sympathique se faisait par les nerfs ciliaires ? Dès lors que cette section soit faite par l'énucléation, ou par la névrotomie simple aussi complète que possible, nous prévenons les accidents sympathiques.

Dans ces conditions, la névrotomie est supérieure à l'énucléation. Il est souvent difficile de faire accepter cette opération radicale par le malade, il hésite jusqu'à ce que l'affaiblissement graduel de la vue soit venu confirmer le pronostic du médecin.

Quel ophthalmologiste du reste peut prédire avec certitude l'ophthalmie sympathique?

Ne voit-on pas tous les jours des yeux qui sont le siége d'une irritation violente et chronique, qui restent des années sans retentir sur l'œil opposé?

Comment démontrer que l'ophthalmie sympathique se serait développée si l'on n'était pas intervenu.

Quelle quantité d'yeux ont été énuclés inutilement!

On pourra, au contraire, avec la névrotomie se montrer plus large, et si quelques névrotomies préventives sont pratiquées inutilement, l'inconvénient sera beaucoup moins grand que pour l'énucléation, car par cette opération, on aura conservé un œil avec sa forme, son volume; on ne l'aura privé que de sa sensibilité, résultat évidemment très-avantageux.

En résumé, la section des nerfs optique et ciliaire nous paraît jouir d'une très-grande valeur dans le traitement des affections que nous venons d'énumérer. Elle nous paraît destinée dès aujourd'hui à remplacer l'énucléation dite préventive dans tous les cas où celle-ci est pratiquée.

§ 2. — La conduite à tenir lorsque les accidents sympathiques francs se sont emparés du second œil, est extrêmement difficile à indiquer. La névrotomie optico-ciliaire doit-elle être préférée à l'énucléation dans ces cas?

Nous avouons qu'en présence du petit nombre d'observations que nous possédons sur l'opération nouvelle, nous n'osons nous prononcer sur cette grave question.

Nous appuyant sur l'importance très-grande des nerfs ciliaires dans la propagation de l'ophthalmie sympathique, nous aurions de la tendance à considérer la section de ces nerfs comme efficace contre l'ophthalmie sympathique franche, mais, nous le répetons, les faits cliniques ne sont pas assez nombreux.

Certaines de nos observations *semblent* nous démontrer que la névrotomie a arrêté la marche de l'ophthalmie sympathique, Mais la plupart de ces observations ont trait à des formes bénignes de cette affection (simples troubles fonctionnels, photophobie, larmoiement, fatigue de l'accommodation) et rien ne nous indique (Donders) que ces accidents seraient devenus plus sérieux, si l'opération n'avait pas été pratiquée.

Dans certaines de nos observations en fort petit nombre où sont survenus des troubles sympathiques sérieux, la névrotomie paraît avoir été utile.

Malgré ces faits encourageants, et tant que nous ne posséderons pas des observations plus démonstratives et plus nombreuses, nous pensons que l'énucléation dont on connaît aujourd'hui la merveilleuse efficacité, doit être pratiquée de préférence à la névrotomie dans les cas d'ophthalmie sympathique grave. Il vaut mieux pratiquer une opération *dont les résultats indiscutables nous sont connus*, que d'essayer un traitement chirurgical dont la valeur curative *nous est inconnue.*

Si les nombreuses observations qui ne tarderont pas à être publiées de tous côtés par les ophthalmologistes, nous démontrent que la section des nerfs optique et ciliaire agit tout aussi bien que la névrotomie, si après cette opération on ne voit dans aucun cas les accidents sympathiques progresser, alors seulement il sera temps d'abandonner l'énucléation pour la remplacer par sa rivale.

BIBLIOGRAPHIE.

ABADIE. — Traité des maladies des yeux, t. I, p. 317.

ALT (Adolphe). — De la névro-rétinite sympathique. Congrès d'ophthalmologie de New-York, 1876, Annales d'oculistique, juillet et août 1871, p. 71, et Sympathetic ophthalmia (Archives of opth. et otol., vol. 5, nº 3 et 4, p. 375, 478 et Oph. Hosp. Reports, decemb. 1877, p. 252.

ARLT. — Enucleatio Bulbi. Handbuch der Gesammten Augenheil, von A. Græfe und Sœmisch, Band III, 1 Theil. Operationslehre, p. 415-428.

BERNARD (Claude). — Leçons sur la physiologie et la pathologie du système nerveux, t. II, p. 89.

BOUCHERON (A.). — Section des nerfs ciliaires et du nerf optique en arrière du globe oculaire au lieu de l'énucléation dans l'ophthalmie sympathique. Gazette médicale de Paris, 1876, p. 37.

BROWN-SEQUARD. — Lectures on physiologie and pathologie. Philadelphia, 1860.

CRUVEILHIER. — Traité d'anatomie, système nerveux, t. III.

CZERNY (Vincent). — Bericht über die Wiener Augenklinik. Wien, 1867, p. 181.

DIANOUX. — De l'énervation du globe oculaire. Nantes, 1879. Extrait du Journal de médecine de l'ouest, 1er trimestre.

DONDERS — Nederland Lancet, t. III, p. 436.

DOR. — 2e rapport annuel de la Clinique ophthalmoscopique de Lyon, 1874. Section du nerf optique, p. 14.

DRANSART. — Recueil d'ophth., 1877, p. 95.

DUVAL (Mathias) et LABORDE. — Expériences sur le noyau d'origine du trijumeau. Bull. de la Soc. de biologie, 1878.

FIEUZAL. — Contribution à l'étude des indications de l'énucléation du globe oculaire dans ses rapports avec l'ophthalmie sympathique. Congrès de Genève, 1877.

GALEZOWSKI. — Sur les blessures de l'œil et leurs conséquences, Gaz. des hôp. de Paris, 1870, et Traité des maladies des yeux.

GOLDZIEHER. — Klinische Monatsblatter fur Augenheilkunde, t. XV, p. 406.

GRÆFE (A. de). — Zur Lehre der sympatischen Ophtalm. Archiv für Ophthalm., 1866, et t. IV, p. 123-128, t. III, t. IV, pp. 100, 149, 144, 171, et Annales d'oculistique, t. XLIX, p. 181 et t. LIX, p. 180.

HIRSCHFELD. — Traité d'anatomie du système nerveux.

KNAPP. — Extirpation d'une tumeur du nerf optique avec conservation du bulbe. Annales d'oculistique, t. LXXIV, p. 257.

KRENCHEL (Waldemar). — Recherches sur les suites de la section du nerf optique chez la grenouille. Annales d'oculistique, t. LXXII, p. 257.

LAQUEUR. — Etnde sur les affections sympathiques de l'œil, thèse de Paris, 1869, in-8, p. 55.

LEDOUX. — Sur les affections sympathiques de l'œil, thèse de Paris, 1871, p. 87.

LEBER. — Archiv für ophthalm, t. XVIII, 2e partie, p. 25.

LAWRENCE (J. L.). — A Case of sympathetic ophthalmia cured by nevrotomie in substitute for of the eye-ball. Lancet, 1868, t. II, p. 633.

LANDESBERG. — Arch. für ophthalmologie. Section du nerf optique et des nerfs ciliaires. 1869, p. 203.

LONGET. — Traité de physiologie, t. III.

MEYER. — Traité des opérations qui se pratiquent sur l'œil. Congrès opthalmologique de Paris, 1867. Journal mensuel de Zehender, 1868. Annales d'oculistique, 1869.

MOLLIÈRE. — De l'énucléation dans les cas de phlegmon grave de l'œil. Lyon medical, 25 juin 1876, An. d'oculist, t. LVIII, p. 291.

MOOREN. — Sympathisches Erkranken. Ophth. Beobacht, p. 143, 151, 154, 160, Berlin, 1867, et Annal. d'ocul., t. LVIII, p. 291, t. LXII, p. 274.

MULLER (H). — Archiv. für ophthalmologie, IV, t. I, p. 367.

MACKENSIE. — Traité des maladies des yeux, p. 421, traduit par Laugier, 1843.

PAGENSTECHER. — Klin. Beobachtungen. Wiesbaden, 1862.

PANAS. — Ophthalmie sympathique. — Leçons sur les maladies inflammatoires des membranes internes de l'œil, 6e leçon, p. 78.

RANVIER. — Compte-rendu de l'Académie des sciences. Séance du 26 mai 1879.

RONDEAU. — Des affections oculaires réflexes et de l'ophthalmie sympathique. Paris, 1866.

RECLUS. — Des ophthalmies sympathiques, thèse de concours, 1878.

SAPPEY. — Structure de l'enveloppe des nerfs. Journal d'anatomie et de physiologie de Charles Robin, 1868, p. 47, 53.

SOLOMON (James Wose). — An experimental inquiry into the value of incision of ciliary muscle. Medical Times and Gazette, 1861, p. 327. A case of sympathetic ophthalmia cured by neuvrotomy, a substitute for removal of the eye-ball. Lancet, 1868. Section of the cornea in certain diseases of the eye, of inflammatory origin.

SCHWEIGER. — Die sympathische Gesichtsstœrungen. Deutsche Klinik. von A. Morren, no 42 and Replik no 49. British Medical Journal, et Handbuch der speciellen Augenheilkunde, 1871, pp. 331, 337. Uber sympathische Augenleiden. Berliner Klinische Wochenschrift, 1878, 28 mars.

SNELLEN. — Archiv für Ophthalmologie, vol. XIV, p. 257.

SCHOELER (H.). — Jabresbericht über die Wirksamkeit der Augen-klinik, von Dr Schoeler, 1877, p. 26. Ein neues Operationsverfahren, die Neurotomia optico ciliaris. Berlin, H. Peters, 1878, et Berliner Klinische Wochenschrift, 1878.

TAVIGNOT. — Iritis sympathique. Gazette des hôpitaux, 1849, no 124, p. 496.

TCHISSTOSSERDORF. — Des causes des altérations de l'œil après la section du nerf optique. Annales d'oculistique, t. LXXVII, p. 265.

WECKER (de). — De l'énucléation de l'œil comme moyen préventif de l'ophthalmie sympathique. Gazette des hôpitaux. Paris, 8 août 1865.

VIGNAUX. — De l'énucléation dans le traitement de l'ophthalmie sympathique. Thèse de Paris, 1877.

Paris. — A. PARENT, imprimeur de la Faculté de Médecine, rue M.-le-Prince, 29-31.

LIBRAIRIE J.-B. BAILLIÈRE et FILS, rue Hautefeuille, 19

AUQUIER. — **Du décollement hyaloïdien.** Description anatomique, analyse et iconographie de 22 bulbes énucléés, par le Dr Eugène AUQUIER. Paris, 1878. in-8 de 156 p. avec 1 pl. 3 fr. 50

BOUCHUT. — **Atlas d'ophthalmoscopie médicale** et de cérébroscopie, montrant chez l'homme et chez les animaux les lésions du nerf optique, de la rétine et de la choroïde produites, par les maladies du cerveau, par les maladies de la moelle épinière et par les maladies constitutionnelles et humorales. Paris, 1876, 1 vol. in-4 de VIII-148 pages, avec 14 planches en chromolithographie, comprenant 137 figures et 19 figures intercalées dans le texte. Cartonné. 35 fr. »

CADIAT (O). — **Cristallin**, anatomie et développement, usages et régénération, par le Dr O. CADIAT, professeur agrégé de la Faculté de médecine. Paris, 1876, in-8 de 80 pages, avec 2 planches. 2 fr. 50

CALDÉRON (A.-G.). — **Des irido-choroïdites.** Paris, 1875, in-8 de 151 pages. 3 fr »

FONTAINE. — **De l'iridotomie.** Paris, 1873, in-8 de 48 pages, avec figures. 1 fr. 50

GALEZOWSKI. — **Traité iconographique d'ophthalmoscopie**, comprenant la description des différents ophthalmoscopes, l'exploration des membranes internes de l'œil et le diagnostic des affections cérébrales et constitutionnelles, par GALEZOWSKI, professeur d'ophthalmoscopie à l'Ecole pratique. Paris, 1876, in-4 de 281 pages, avec atlas de 20 planches chromolithographiées. 30 fr. »

—**Traité des maladies des yeux.** *Deuxième édition.* Paris, 1876, 1 vol in-8 de XVI-896 pages, avec 416 figures. 20 fr. »

—Le même. cartonné. 21 fr. »

—**Du diagnostic des maladies des yeux** par la chromatoscopie rétinienne, précédé d'une Etude sur les lois physiques et physiologiques des couleurs. Paris, 1868, 1 vol. in-8 de 267 pages, avec 31 figures, une échelle chromatique comprenant 44 teintes et cinq échelles typographiques tirées en noir et en couleurs. 7 fr. »

—**Echelles typographiques et chromatiques** pour l'examen de l'acuité visuelle. Paris, 1874, 1 vol. in-8, avec 20 pl. noires et color. Cart. 6 fr. »

GRAEFE. — **Clinique ophthalmologique**, par A. de GRAEFE, professeur à la Faculté de médecine de l'Université de Berlin. Edition française. Paris, 1867, in-8, 372 pages, avec figures. 8 fr. »

HIPPOCRATE — **De la vision**, trad. par J. SICHEL. Paris, 1860, in-8, 60 p. — Note complémentaire, 1861, in-8, 16 p. 2 fr. 50

MAGNE. — **Hygiène de la vue.** *Quatrième édition*, Paris. 1866, in-18 jésus de 350 pages, avec 30 figures. 3 fr. »

MIARD (Antony). — **Des troubles fonctionnels et organiques, de l'amétropie et de la myopie** en particulier, de l'accommodation binoculaire et cutanée dans les vices de la réfraction. Paris, 1873, 1 vol. in-8 de VIII-460 pages. 7 fr. »

RAYNAUD-LACROZE (Ch). — **De la névrite** et de la périnévrite optiques. Paris, 1870, in-8, 71 pages, avec 1 planche. 2 fr. »

ROBIN (Ch. — **Mémoire contenant la description anatomo-pathologique des diverses espèces de cataractes** capsulaires et lenticulaires. Paris. 1859, in-4 de 62 pages. 2 fr. »

SICHEL. — **Iconographie ophthalmologique**, ou Description avec figures coloriées des maladies de l'organe de la vue, comprenant l'anatomie pathologique, la pathologie et la thérapeutique médico-chirurgicale, par le Dr J. SICHEL. Paris, 1852-1859. *Ouvrage Complet.* 2 vol. grand in-4, dont 1 vol de 840 pages de 80 pl. coloriées, avec texte descriptif. 172 fr. 50

VIGNEAUX. — **Ophthalmie sympathique.** Paris, 1877, in-8 de 203 pl. 4 fr. »

Paris. — A. PARENT, imp. de la Faculté de Médecine, rue Monsieur-le-Prince. 29-31.

www.ingramcontent.com/pod-product-compliance
Ingram Content Group UK Ltd.
Pitfield, Milton Keynes, MK11 3LW, UK
UKHW020254250726
13967UKWH00004B/1668